现代著名老中医名著重刊丛书·《第九辑》

清宫外治医方精华

主编　陈可冀

编者　陈可冀

　　　张文高

　　　田思胜

人民卫生出版社

图书在版编目（CIP）数据

清宫外治医方精华/陈可冀主编．—北京：人民
卫生出版社，2012.12
ISBN 978-7-117-16648-5

Ⅰ．①清…　Ⅱ．①陈…　Ⅲ．①外治方-汇编-
中国-清代　Ⅳ．①R289.6

中国版本图书馆 CIP 数据核字（2012）第 252475 号

| 人卫社官网 | www.pmph.com | 出版物查询，在线购书 |
| 人卫医学网 | www.ipmph.com | 医学考试辅导，医学数
据库服务，医学教育资
源，大众健康资讯 |

现代著名老中医名著重刊丛书

第九辑

清宫外治医方精华

主　　编：陈可冀
出版发行：人民卫生出版社（中继线 010-59780011）
地　　址：北京市朝阳区潘家园南里 19 号
邮　　编：100021
E - mail：pmph @ pmph.com
购书热线：010-59787592　010-59787584　010-65264830
印　　刷：北京盛通商印快线网络科技有限公司
经　　销：新华书店
开　　本：850×1168　1/32　印张：9.5　插页：2
字　　数：246 千字
版　　次：2012 年 12 月第 1 版　2023 年 3 月第 1 版第 6 次印刷
标准书号：ISBN 978-7-117-16648-5/R·16649
定　　价：28.00 元

打击盗版举报电话：010-59787491　E-mail：WQ @ pmph.com
（凡属印装质量问题请与本社市场营销中心联系退换）

出版说明

　　自 20 世纪 60 年代开始，我社先后组织出版了一些著名老中医经验整理著作，包括医案、医论、医话等。半个世纪过去了，这批著作对我国现代中医学术的发展发挥了积极的推动作用，整理出版著名老中医经验的重大意义正在日益彰显。这些著名老中医在我国近现代中医发展史上占有重要地位。他们当中的代表如秦伯未、施今墨、蒲辅周等著名医家，既熟通旧学，又勤修新知；既提倡继承传统中医，又不排斥西医诊疗技术的应用，在中医学发展过程中起到了承前启后的作用。他们的著作多成于他们的垂暮之年，有的甚至撰写于病榻之前。无论是亲自撰述，还是口传身授，或是由其弟子整理，都集中反映了他们毕生所学和临床经验之精华。诸位名老中医不吝秘术，广求传播，所秉承的正是力求为民除瘼的一片赤诚之心。诸位先贤治学严谨，厚积薄发，所述医案，辨证明晰，治必效验，具有很强的临床实用性，其中也不乏具有创造性的建树；医话著作则娓娓道来，深入浅出，是学习中医的难得佳作，为不可多得的传世之作。

　　由于原版书出版的时间已久，今已很难见到，部分著作甚至已成为中医读者的收藏珍品。为促进中医临床和中医学术水平的提高，我社决定将部分具有较大影响力的名医名著编为《现代著名老中医名著重刊丛书》并分辑出版，以飨读者。

第一辑　收录 13 种名著

《中医临证备要》　　　　　　《施今墨临床经验集》

《蒲辅周医案》　　　　　　　《蒲辅周医疗经验》

《岳美中论医集》　　　　　　《岳美中医案集》

《郭士魁临床经验选集——杂病证治》

《钱伯煊妇科医案》　　　　　《朱小南妇科经验选》

《赵心波儿科临床经验选编》　《赵锡武医疗经验》

《朱仁康临床经验集——皮肤外科》

《张赞臣临床经验选编》

第二辑　收录 14 种名著

《中医入门》　　　　　　　　《章太炎医论》

《冉雪峰医案》　　　　　　　《菊人医话》

《赵炳南临床经验集》　　　　《刘奉五妇科经验》

《关幼波临床经验选》　　　　《女科证治》

《从病例谈辨证论治》　　　　《读古医书随笔》

《金寿山医论选集》　　　　　《刘寿山正骨经验》

《韦文贵眼科临床经验选》　　《陆瘦燕针灸论著医案选》

第三辑　收录 20 种名著

《内经类证》　　　　　　　　《金子久专辑》

《清代名医医案精华》　　　　《陈良夫专辑》

《清代名医医话精华》　　　　《杨志一医论医案集》

《中医对几种急性传染病的辨证论治》

《赵绍琴临证 400 法》　　　　《潘澄濂医论集》

《叶熙春专辑》　　　　　　　《范文甫专辑》

《临诊一得录》　　　　　　　《妇科知要》

《中医儿科临床浅解》　　　　《伤寒挈要》

《金匮要略简释》　　　　　　《金匮要略浅述》

《温病纵横》　　　　　　　　《临证会要》

《针灸临床经验辑要》

第四辑　收录 6 种名著

《辨证论治研究七讲》　　　　《中医学基本理论通俗讲话》

《黄帝内经素问运气七篇讲解》　《温病条辨讲解》

《医学三字经浅说》　　　　　《医学承启集》

第五辑　收录 19 种名著

《现代医案选》　　　　　　　《泊庐医案》

《上海名医医案选粹》　　　　《治验回忆录》

《内科纲要》　　　　　　　　《六因条辨》

《马培之外科医案》　　　　　《中医外科证治经验》

《金厚如儿科临床经验集》　　《小儿诊法要义》

《妇科心得》　　　　　　　　《妇科经验良方》

《沈绍九医话》　　　　　　　《著园医话》

《医学特见记》　　　　　　　《验方类编》

《应用验方》　　　　　　　　《中国针灸学》

《金针秘传》

第六辑　收录 11 种名著

《温病浅谈》　　　　　　　　《杂病原旨》

《孟河马培之医案论精要》　　《东垣学说论文集》

《中医临床常用对药配伍》　　《潜厂医话》

《中医膏方经验选》　　　　　《医中百误歌浅说》

《中药炮制品古今演变评述》　《赵文魁医案选》

《诸病源候论养生方导引法研究》

第七辑　收录 15 种名著

《伤寒论今释》　　　　　　　《伤寒论类方汇参》

5

《金匮要略今释》　　　　　《杂病论方证捷咏》

《金匮篇解》　　　　　　　《中医实践经验录》

《罗元恺论医集》　　　　　《中药的配伍运用》

《中药临床生用与制用》　　《针灸歌赋选解》

《清代宫廷医话》　　　　　《清宫代茶饮精华》

《常见病验方选编》　　　　《中医验方汇编第一辑》

《新编经验方》

第八辑　收录 11 种名著

《龚志贤临床经验集》　　　《读书教学与临症》

《陆银华治伤经验》　　　　《常见眼病针刺疗法》

《经外奇穴纂要》　　　　　《风火痰瘀论》

《现代针灸医案选》　　　　《小儿推拿学概要》

《正骨经验汇萃》　　　　　《儿科针灸疗法》

《伤寒论针灸配穴选注》

第九辑　收录 11 种名著

《书种室歌诀二种》　　　　《女科方萃》

《干祖望医话》　　　　　　《名老中医带教录》

《班秀文妇科医论医案选》　《疑难病证治》

《清宫外治医方精华》　　　《清宫药引精华》

《祝谌予经验集》　　　　　《疑难病证思辨录》

《细辛与临床（附　疑难重奇案七十三例）》

　　这些名著大多于 20 世纪 60 年代前后至 90 年代后在我社出版，自发行以来一直受到广大读者的欢迎，其中多数品种的发行量达到数十万册，在中医界产生了很大的影响，对提高中医临床诊疗水平和促进中医事业发展起到了极大的推动作用。

为使读者能够原汁原味地阅读名老中医原著，我们在重刊时尽可能保持原书原貌，只对原著中有欠允当之处及疏漏等进行必要的修改。为不影响原书内容的准确性，避免因换算等造成的人为错误，对部分以往的药名、病名、医学术语、计量单位、现已淘汰的临床检测项目与方法等，均未改动，保留了原貌。对于原著中犀角、虎骨等现已禁止使用的药品，本次重刊也未予改动，希冀读者在临证时使用相应的代用品。

人民卫生出版社
2012 年 6 月

前言

　　《清宫外治医方精华》是继《清宫医案研究》《清代宫廷医话》《慈禧光绪医方选议》《清宫药引精华》及《清宫代茶饮精华》后之有关清代内廷医药档案系列研究专著后之第六种著作。本书就清宫外治法应用史实，外治医方之诸种剂型，分口齿咽喉用散方，皮肤用散方，治疮疡散方，治外伤散方，药膏方，面风敷贴方，洗头面方，洗眼方，肢体筋骨痛洗方，皮肤病洗方，阴痒洗方，肛肠疾病洗方，熁熨方，漱口方，耳窍用药方，鼻窍用药方，眼部用药方，外用丸剂，外用锭剂，外用丹剂，外用油剂，外用药酒，外治保健药酒，肌肤美容方，牙齿美容方，须发美容方及散香方等，进行介绍，约六百首，就每方组成、制法、功用、主治和有关评议，一一作出诠述，可供临床应用者参考。其中处方有的应用少量辰砂、轻粉等，疗效明确，因一般均非长年应用，故均予保留，以供探讨。剂量仍遵旧制。

　　本书之撰著，张文高教授和田思胜副教授作了重大努力，谨在此致以谢忱。

　　清宫原始医药档案之整理研究，将陆续组织整理研究付梓，对于人民卫生出版社的支持，谨志谢意。

　　　　　　　　　　　　　陈可冀　1995 年 11 月 10 日
　　　　　　　　　　　　　于北京西苑医院 15 病区病中

9

目录

11

13

16

17

19

21

注：方名后有＊者，原方无名，方名系整理者所加

总　　论

中医药疗法，如从治疗途径及用药方式分类，可以分为两大类，即内治法和外治法。内治法，是通过内服药物的治疗途径来防治疾病的方法。如内服汤剂、丸剂、散剂、药酒、片剂、冲剂、胶囊剂及口服液等。外治法，从广义上讲，应当包括内治法以外的所有的中医药疗法，如针灸、推拿、伤外科手术或手法治疗及中药洗、浴、熏、贴、涂、敷、熨、闻等药物外治法。由于针灸、推拿、骨伤等已形成专科，所以从狭义上讲，外治法一般是指中药外治法，就是运用中药的各种制剂形式，通过体表、孔窍、经穴给药，以防治疾病或养生健身。

在对清代宫廷医案和医药资料进行整理研究的过程中，发现宫中相当重视外治法，有大量外治医方，从剂型、给药方式及方药应用等方面，都很有特色，现予以专题搜集，系统整理，分析研究，以期为当今的外治疗法应用和研究发展，提供一份可供借鉴的资料。

一、中医药外治法源流及其在清宫的应用

（一）外治法的起源与清代以前的应用

从医药发展史来看，外治法起源早于内治法。早在原始社会，就开始了外治的萌芽。人们在觅食或与野兽斗争中，受伤患病，就试图用各种草类、树叶、树皮敷扎或涂抹伤处。当人们学会用火取暖后，逐渐发现燃着的树枝叶或草类熏烤局部或闻吸其烟气，可消除肿痛，减轻病患。可能在几十万年前就已形成多种外治法的雏形。

据对我国殷墟卜辞的研究，发现不少中药外治的资料。长

沙马王堆汉墓出土的帛书《五十二病方》这部我国现存最早的
医方专著中，283首方中有147首方涉及外治法。该书的52个病
种中，有36种病采用外治法治疗。书中内容涉及药浴、葱熨、
烟熏、敷贴等多种外治法。马王堆一号汉墓中还出土有装着中药
的香枕及香囊。《黄帝内经》中记载着药熨、渍、浴、敷等外治
法。东汉时期的医圣张仲景所著《伤寒论》及《金匮要略》中，
并载有熨、敷、洗、熏、扑粉、坐药、导、嚏鼻、吹喉等许多外
治法和医方。晋代葛洪著急症急救专书《肘后备急方》，载有淋
洗、热熨、溻渍、敷贴、吹鼻、药枕等多种外治法，介绍了不少
实用急救方，如皂荚吹鼻"救卒中恶死"等。晋末的《刘涓子鬼
遗方》是我国现存第一部外科专著，其中有外治膏方69首，薄
贴方6首，约占全书方之半数。隋代巢元方《诸病源候论》中也
有沐浴、熨、枕、摩、粉等外治法。至唐代孙思邈著《千金要
方》及《千金翼方》，外治法应用更为广泛，如熏蒸、膏摩、滴
鼻、热熨、溻渍、薄贴、药枕、涂敷等，其中仅以外用药物治疗
儿科疾患的内容约有二百余条，外治美容方也有数十首。

　　宋、元、明时期，外治学术和医方进一步丰富。宋代著名
方书《圣济总录》对外治机理进行探讨："治外者，由外以通
内，膏熨蒸浴粉之类，藉以气达者，是也……凡导引痹郁者，
于酒为宜。风痹之治，多专于渍酒者如此；散者，取其渐渍而
散鲜……膏取其膏润，以祛邪毒，凡皮肤蕴蓄之气，膏能消之，
又能摩之也；熨，资火气以熨寒结，凡筋骨挛急，顽痹不仁，
熨能通之……。"该书"神仙服饵门"有"神枕方"，成为现代
开发药枕产品的重要参考资料。南宋时期的《幼幼新书》，外治
方法的内容很丰富，关于点眼制剂等的配制，方法较精细、科
学。元代名医许国桢，在宋御药院方书基础上，编撰《御药院
方》，从中可窥见宋元时代宫廷用药之一，其中外治制剂甚多，
如"治咽喉口齿门"的外用散剂，漱口、刷牙剂，嚏鼻剂；"治
眼目门"的点眼、嚏鼻散剂，点眼膏剂，淋洗剂；"洗面药门"
的多种剂型的外用美容制剂等。这些外治方药流传后世，对清

代宫廷外治的应用，也有很大影响。明代伟大的医药学家李时珍在《本草纲目》中，广泛收载了敷、涂、扑、擦、浴、漱、吹、贴、摩、噙、导下、坐药、嚏鼻、塞鼻等数十种外治法，所治病种遍及临床各科。

（二）清代外治法的发展

清代是外治法在以往基础上得到较大发展并趋于成熟的时期，表现为三个方面。

1. 多种外治专著相继问世

我国现存第一部中医药外治专著《急救广生集》（又名《得生堂外治秘方》），由清·程鹏程纂集，初刊于公元 1805 年（清嘉庆十年）。该书大致汇总了此前千余年的外治经验和方法，引录书目约 400 种左右，载外治方 1500 多首，方多简便易行，有些疗效显著，临床沿用至今。杰出的外治大家吴师机（吴尚先，1806～1886 年）的著名外治专著《理瀹骈文》（初名《外治医说》），初刊于公元 1865 年（清·同治四年），后又于 1870 年（同治九年）、1875 年（光绪元年）印行，对外治法的推广普及发挥重要作用。该书对中医药外治理论和经验作了系统总结，收载了近百种外治法和 1500 余首外治方，主张用外治法可以通治内外诸病。吴氏重点改进和发扬了传统的贴药薄贴疗法，扩大了应用范围。吴氏还介绍了多种外治保健用品，如药枕、药褥、香囊、兜肚、护膝等，为现代这类保健品的开发提供了重要的文献资料。此后，陆晋笙的《嗣溪外治方选》及邹存淦的《外治寿世方》（初刊于清·光绪三年，即公元 1877 年），都是有较高实用价值的外治法方书。

除了这些专著之外，清代还有许多医著中记载有丰富的外治方面的内容。赵学敏整理的《串雅内编》《串雅外编》（公元 1795 年）及鲍相璈撰编的《验方新编》（公元 1846 年）等，都介绍了不少简便验廉的民间外治法。《医宗金鉴》中也记载大量外治方药，在有些卷中（如卷六十二）还相当集中，特别是外用丹剂、膏药等方较多，宫中也多所引用。曹廷栋著于乾隆年间的《老老恒言》(又名《养生随笔》)介绍了多种适合老年人用的外治法,特别对外治保健用品介绍较多且很实用。

2. 外治理论的系统探讨

吴师机在《理瀹骈文》中专门写《略言》与《续增略言》两部分,较全面系统地探讨了外治的理论,可以归纳为以下几点。

(1)"凡病多从外入,故医有外治法。"

(2)"外治之理即内治之理,外治之药亦即内治之药,所异者法耳。医理药性无二,而法则神奇变幻"。

(3)"外治必如内治者,先求其本。本者何?明阴阳,识脏腑也。"

(4)"膏可以统治百病""膏药治病无殊汤药,用之得法,其响立应。""用膏之法有五。一审阴阳……一察四时五行……一求病机……一度病情……一辨病形……"

(5)主张外治的辨证论治要"三焦分治"。并认为:"大凡上焦之病,以药研细末,嗤鼻取嚏发散为第一捷法。""中焦之病,以药切粗末炒香,布包缚脐上为第一捷法。""下焦之病,以药或研,或炒,或随症而制,布包坐于身下为第一捷法。""此三法,虽分上、中、下三焦,而上焦之证下治,下焦之证上治,中焦之证上、下分治,或治中而上下相应,或三焦并治,其法俱不出于此。不独可代内服,并可助膏药之所不及。"

3. 外治疗法的广泛实践

清代的多部外治专著,既总结了前人经验,又使外治医理方药在中医界,甚至在民间,得到普及和推广应用。实际上,吴师机、赵学敏等医家,都是外治法的积极实践者。他们的理论和经验方药,正是来源于广泛的外治临床实践。诚如吴师机所云:"余学外治十余年,日施济数百人,专以膏为主,而糁药、敷药辅之。其治愈不可胜计。""余施诊专以膏药为主,因贫人购药为难,膏药则更便也。"也说明吴氏是一位热心以外治法为穷苦大众治病的好医生。

(三) 清代宫廷的中医药外治法

正是由于清代外治法理论和实践的广泛发展，给予清代宫廷医学以显著的影响。清代宫廷之中，御医防治疾病十分注重应用外治法。表现为以下几个方面。

1. 清宫外治医方之丰富多彩

据对部分宫中外用成方和临证处方的初步整理，即有近千首，本书选择一部分有代表性的亦达 640 首之多。

2. 清宫中应用的外治法种类

可以说中医外治的大部分方法，在清宫中都有应用，诸如膏贴、涂敷、沐浴、熏洗、漱口、熨熨、扑粉、嗜鼻、吹喉、塞耳、烟熏，等等。外治制剂的各种剂型，如散、膏、丸、锭、丹、油、酒、煎及外治用品等应有尽有。

3. 外治法在清宫中之广泛应用

从有关脉案记载，几乎清代每一位皇帝都用过外治，其中以同治患天花时及光绪治头痛、腰痛等外治医方尤多，慈禧治面风（可能为面肌痉挛），反复用了多种外治法和几十种外治方，大太监李莲英及一些小太监也都曾用外治法治病。可以说，外治法是清宫内广泛应用的治法之一。同治朝与光绪朝脉案中外治医方明显增多，似与前述几部外治专著和有较多外治内容的医著之刊行有关。部分清宫外治医方出自（或可见于）《医宗金鉴》《理瀹骈文》等医著。

二、清宫外治医方的剂型种类

从外治制剂型来看，清宫中常用者有以下十多种。

(一) 散剂

散剂是将单味或多味药物研磨粉碎制成的干燥粉末状制剂。本书中选录的外用散剂方达 150 首（尚未包括耳、鼻、眼用散剂），是最多的一类。计有口齿咽喉类散方 46 首，皮肤用散方 28 首，治疮疡散方 58 首，治外伤散方 11 首，其他散方 8 首。

外用散剂的用法有撒、掺、扑、吹等，其用药途径有咽喉、口齿、耳、鼻、眼、脐及疮疡、外伤局部，宫中皆有应用。

（二）煎剂

煎剂是将单味或多味药物加水浸泡后，再加以煎煮，而得药汁。

外用的煎剂常用于熏洗或漱口等。本书中选录熏洗方117首，仅次于外用散剂，漱口方则53首。熏洗方中，有全身沐浴者，有局部熏洗者，按具体部位分，洗头面方26首，洗眼方35首，肢体筋骨痛洗方29首，皮肤病洗方8首，阴痒洗方10首，肛肠病洗方5首，其他洗方4首。

（三）药膏

我们把中药外用膏剂分为药膏与膏药两类。药膏即中药软膏剂，是将中药细粉或经提取后浓缩，加入适宜的基质，混合均匀制成的一种易于涂布于皮肤、黏膜的半固体外用制剂。

本书中选录宫中药膏方37首。宫中药膏制法有多种，有的以猪油、麻油、黄蜡、白蜡、蜂蜜等为基质，有的以水煎或油熬，去渣后浓缩成膏。

（四）膏药

膏药即传统的黑膏药，属于硬膏剂，是将药料入植物油中油炸，去渣后在高温下加入铅丹，而炼制成的黑色外用硬膏。膏药在常温下为固态，用时须预热使之软化，再贴于相应部位。

膏药又称薄贴，是吴师机十分推崇的一种外治法，清宫中也多用之，本书中计选录68首。

（五）丸剂

丸剂是将药物细末或经提取后浓缩，加入适当辅料，而制成丸。

丸剂包括蜜丸、水丸，内服者多，鲜有外用。本书选录外用丸剂方13首，有炼蜜为丸、水泛为丸、黄蜡为丸、粟泥为丸、乳香汁化蟾酥为丸、捣成泥为丸（方中有板油）等。

（六）锭剂

锭剂是用药物细末和适当的赋形剂（黏合剂）制成的固体制剂。

中药锭剂常用于疮疡外科和急救。本书选录的15首锭剂，多可内外兼用，以木瓜酒、胆汁、江米糊、白面糊等作黏合剂成锭。

（七）丹剂

丹剂是中医传统剂型，是以水银、火硝等天然无机矿物类中药，经加热升华或熔合而制成的不同结晶形状的无机化合物的制品。制作丹剂的过程，称为炼丹。

本书中选录的清宫常用丹剂方5首，其中红升丹、白降丹等均为中医疮疡科常用丹剂。

（八）油剂

油剂一般是以油脂类浸出中药中之有效成分，而制得含药的"油"，也有的混入少量药粉。本书中选录这类外用油剂方3首。

（九）酒剂

酒剂即药酒，是以含适当浓度乙醇的白酒或黄酒为溶媒，浸出中药的有效成分而制得的澄明液体制剂。药酒既有内服者，也有外用者。本书中选录2首外用酒剂。

（十）外治用品

外治用品，即中药外治保健用品，是将中药或其加工品置于某种日常衣冠用品或床上用品之中，而间接施用于人体，药物虽不直接接触皮肤、黏膜，同样可以发挥外治的作用，而且寓治疗保健于日常生活之中。这种实施外治法的独特手段，宫中也有应用，本书选录三方，其中二方是治光绪腰痛的中药腰带方，这类保健产品近年来已有开发面市。

（十一）其他外治剂型

清宫外治还有一些较独特的剂型。有使用原药材者，药材或饮片不作加工，或仅作形状上的加工，如磁石、麝香、生地等单味塞耳方。有中药烟熏剂，如避瘟丹、逼虫香等，多用芳香辟秽之品，用于空气消毒，预防瘟疫流行。有药捻剂，如牙痛药捻，塞牙缝以消炎止痛。有药饼剂，是将药物细末，加赋形（黏合）剂制成饼状，如治疟剂外敷偏方。有香剂，以芳香药物制成，如避暑香珠。鼻闻剂、嚏鼻剂虽大多属散剂范围，但也有特殊制剂方式者，如秘传通窍仙方。

三、清宫外治医方的使用方式

清宫外治医方的使用，有 10 余种常用的方式，可以分为直接接触作用和非直接接触作用两大类，下面择其主要者介绍。属于前述各剂型直接应用者，不再作说明。

（一）直接接触作用方式

1. 外敷

外敷或称敷贴，一般是以散剂类外用药，与适当的液体调制成糊状或软膏状，敷贴使用于体表患处或穴位。本书中列入敷贴方的虽只有 21 首，但外用散剂方和药膏方中都有相当一部分是敷贴用的。宫中常用以调制敷贴药物的有茶卤、醋、酒、糖水之类，也有些药物直接捣烂即可敷贴用。

2. 薄贴

薄贴即用膏药外贴于体表患处或适当穴位。

3. 涂抹

多用药膏、油剂、酒剂或散剂调为稀糊状，涂敷于体表患处。

4. 熏洗

熏洗是用药物煎汤后，通过药液的浸洗和药气的熏蒸进行外治的方式。若用于沐浴，则称药浴疗法。沐者，洗头；浴者，洗周身。浸洗法则是以药液浸洗患处局部，包括特殊部位的浸洗，如治疗前后二阴疾病的坐浴法。清宫中熏洗法用得十分广泛，本书中选录 117 方，包括洗头面方 26 首，洗眼方 35 首，肢体筋骨痛洗方 29 首，皮肤病洗方 8 首，阴痒洗方 10 首，肛肠疾病洗方5首，其他洗方4首。

5. 熥熨

熥熨法是用药物或其加工品，或加适当辅料，经加热处理后，敷用于患处局部或穴位。此法与熏洗法均为中药外治与温热的物理疗法作用相结合，对许多病患有显著疗效。清宫中熥熨法用得较多，本书中选录52方，大多为临证用药处方，很少成药。宫中常用以治疗脘腹疼痛及肢体关节疼痛等。常用的辅料有麸子、食盐等，亦常加入白酒、醋等。常以炒、蒸等方式加热。

6. 漱口

漱口或称含漱，是将药物煎成药汁后，以药汁漱涤口腔，常用于治口腔、咽喉疾病及口腔卫生保健。此法在清宫中常用，本书选录53方。

7. 刷牙、擦牙

刷牙、擦牙是用适当的药物加工品刷牙或擦拭牙齿，用以清洁牙齿、口腔，防治口齿疾病。本书中选录此类方10余首，分列于外用散剂与外治美容方中，如清胃擦牙散、固齿刷牙散等。

8. 吹喉

吹喉法是将药物细粉吹入咽喉部，以防治咽喉疾病。本书中口齿咽喉用散方中，一部分可用于吹喉治疗，如咽喉口齿药、绛雪散等。清宫中常用银筒、竹管或苇筒作吹喉的工具。

9. 嗜鼻、吹鼻

嗜鼻、吹鼻法是将药物细粉嗜入鼻内或吹入鼻内的一种独特外治给药法，可用于治全身或局部疾病。本书中部分鼻窍用药方可用本法给药，如通关散、痧药、平安丹等。

10. 点眼

点眼是以药物制成的眼用散剂、药膏、药水等，点入眼角，治疗局部或全身疾病的方法。本书中选录眼部用药方14首，多为散剂和药膏，而瓜子眼药与鹅翎管眼药则较独特。

11. 塞耳、吹耳、滴耳

塞耳法是以药物或药物粉末，经适当加工后，塞入外耳

9

道内，以治疗疾病的方法。本书中选录耳窍用药方18首，其中大多为塞耳法，亦有个别的吹耳（如红棉散）、滴耳（如治耳聋单方）。

（二）非直接接触作用方式

这种外治方式，药物不直接与皮肤黏膜接触，而是通过气味、烟雾等发挥作用。

1. 鼻闻吸

鼻闻吸法是用鼻闻吸中药制剂的气味以防治疾病的方法。本书鼻窍用药方中一部分属于此法，如透脑闻药方，清眩闻药方等。此类制剂多含芳香挥发油成分，应注意密封保存。

2. 烟熏

烟熏洗是以适当剂型的中药制剂（烟熏剂）燃烧生烟，而作用于人体（如鼻黏膜等），而防治疾病，或防疫辟秽。清宫中用此类方预防瘟疫流行，值得称道，如本书选录的逼虫香、避瘟丹等。

3. 外治用品

本书中选录三方，为腰带及香囊形式。

四、清宫外治医方探源

清宫外治医方可分为两大类，一是宫中成方成药，多是固定方药剂型的膏、丹、丸、散等；二是临证用方，是由御医根据患者证情，辨证处方，以煎、散为多，亦有其他剂型。上述两大类医方究其来源，有以下四个方面：

（一）古方应用与化裁

宫中御医在中医药学术上多有较高造诣，对于自仲景经方直至唐、宋、元、明诸朝方药学著作中的外治方常有应用。对于这些古方，有的原方应用，有的适当加减化裁，且以后者为多。宫中太乙膏（见本书各论膏药方64），即为《太平惠民和剂局方》神仙太一膏（又名神仙太乙膏）原方。宫中加味太乙膏（见本书各论膏药方 65.），则为明·陈实功《外科正宗》加味太一膏原方，系《局方》神仙太一膏加味而来。宫中活血祛风膏（见本书各论膏药方 9），系取《千金方》小续命汤与东垣当归补血汤合方化裁而成。宫中玉容肥皂及疯子方（一）（见本书各论肌肤美容方 7.9.），则为《御药院方》七白膏基础上加减化裁而来。宫中治阴痒熏洗诸方中，多以蛇床子为主药，显然是受《金匮要略》蛇床子散的影响。

（二）清代成方应用与化裁

应当说，对清宫外治影响最大的，还是清代外治专著及其他医著中的外治内容。清宫外治医方中，有许多源于清代医书成方，或作适当化裁。不少方录自《医宗金鉴》，如三黄宝蜡丸（一）（见本书各论外用丸剂 2）、红升丹（二）、白降丹及灵药方（后三者见本书各论外用丹剂 2.3.4.）等。宫中雄矾散（见本书各论皮肤用散方 6.），则为《医宗金鉴》二味拔毒散加大雄黄用量一倍，御医庄宋和呈进此方，为光绪皇帝治疗皮肤病。宫中清润黄连膏（见本书各论药膏方 5.），实为《医宗金鉴》黄连膏加味。宫中离宫锭（一）（见本书各论外用锭剂 5.），乃清初祁坤著《外科大成》（公元 1665 年）离宫锭子原方。宫中避瘟丹（二）（见本书各论其他外治方 9.），系《外治寿世方》同仁堂辟瘟方减味而成。宫中葱白熥药方、葱艾熨法、木香饼熨法（均见本书各论熥熨方 50.21.28.）等，均可见于《理瀹骈文》。

（三）征用民间方

宫中有些外治医方，未必见于既往医书，而是流传于民间的效验方，御医从实用出发，亦用之于宫中临证。如盐葱熨法（见本书各论熥熨方 2.）、足跟痛便方（见本书各论其他散方 5.）、山栀外敷药方（见本书各论其他外治方 5.）等，均属民间验方。另如熥药方（见本书各论熥熨方 50.）中所用一枝蒿，不见于一般本草书中，临床医生也鲜有用者，御医却将此药用于治慈禧关节疼痛的外治方中，可见御医不拘泥于传统方药。

（四）御医经验方

除了以上三部分来源之外，清宫外治方中还有不少，既未见于以往医籍方书，也非民间验方，而属御医在临证实践中摸索运用的外治经验方。宫中脉案记载的临证辨证施方，多属于此。

五、清宫外治医方及应用的特色

综观初步整理的清宫外治医方及应用的资料，可归纳以下11个方面的特色。

（一）内容丰富，应用广泛

在清宫医案、医方等医药资料中，外治医方及应用占了很重要的部分，内容相当丰富。仅初步整理出的外治方就有近千首，选录入本书的有640首，包括10余种剂型和近20种给药方法、途径，用于治疗内、外、妇、儿、骨伤、五官、皮肤等各科急、慢性疾病和防病养生保健。几乎临证各种疾病，都有其外治医方。另据统计，仅选录慈禧、光绪部分医方的《慈禧光绪医方选议》中，外治医方即达200首。外治在清宫医药中所占的分量可见一斑。

（二）方法多样，用法独特

清宫外治医方的应用方法有近20种之多，几乎包括了中医药外治的大部分用药法。就是同一种病的治法上，也有多种。如治疗头痛，有洗头方，敷贴方，鼻闻方及点眼角法等；治疗牙痛，有外用散方、漱口方、熥熨方、吹鼻方及点眼角法等；治疗腰肢疼痛，也有薄贴、熏洗、熥熨、涂抹、膏摩、药物束腰带等法。其中有些用药方法很独特，如鸡子药熨方（见本书各论熥熨方33.），是在煎药之后，以去皮熟鸡子与药汁同煮，令药味入透，再取鸡子熨疗。又如摩腰止痛和络方（见本书各论其他外治方1.），是以补肝肾、祛风湿、通络止痛中药，研细末，用煮熟的蜜调为丸，用时以绍酒化开，烘热蘸于手掌，摩擦腰部痛处。

（三）适应宫廷，注重疗效

俗话说："伴君如伴虎""太医难当"。御医的主要服务对象是帝王后妃等，为他们治病，必须既安全稳妥，又确有疗效。外治法用之得当，确能适应宫廷医疗的这种要求。一则外治多较安全，如吴师机所言："有益无损，可以尝试，可以更换，……""然即不效，亦未至成坏症，犹可易他法以收其效"。二则"用之得法，其响立应"，对许多疾病，外治可以收到较好疗效。如光绪患足跟痛，用洗足跟痛方（见本书各论肢体筋骨痛洗方4.）熏洗后有效，次日起居注载："昨晚洗后稍松"。咸丰朝吉妃因牙痛、牙痈致腮颊红肿而痛，用木香生地饼（见本书各论熥熨方29.）熨疗后，从次日脉案来看，肿痛均减。为了取得疗效，御医常挖空心思，想尽办法。光绪腰痛久治不愈，有一次张彭年等六位御医共同为他拟一腰痛外治方（见本书各论熥熨方42.）。

（四）精于辨证，用药得当

诚如吴师机强调，外治必如内治，明阴阳，识脏腑，求其本。清宫外治为求得较好的疗效，亦十分注重辨证立法用药。光绪皇帝肩背四肢疼痛，御医审证求因，系血虚风湿入络所致，拟"洗腿又方"（见本书各论肢体筋骨痛洗方25.），以归尾、赤芍和营养血活血，青风藤、木瓜、透骨草与防风祛风湿通经络，虽是六味药的外治方，辨证用药十分严谨。光绪上焦风热久蕴，头痛、目眩、鼻孔燥痛，御医拟碧云散（三）（见本书各论鼻窍用药方10.），以薄荷、菊花、青黛、川芎、白芷、鹅不食草、冰片，祛风清热，通窍止痛；而慈禧面部肌肉掣动（面风），则以上方去冰片、菊花，增全蝎以熄风镇痉，细辛以祛风散寒止痛。

（五）药量制法，十分讲究

为了追求安全和疗效，宫中外治医方十分讲究药物的剂量、配比和制作方法。御医赵文魁为治光绪头痛、目眩，先后拟两首洗头方：清上祛湿沐方与清上抑湿沐方（见本书各论洗头面方24.25.），两方药味相同，仅药量上小有增减，表明对用药剂量、配比细心斟酌。对于外治所用药物的炮制宫中是很讲究的，如治体气方（见本书各论其他散方 4.）中密陀僧的炮制，先煅密陀僧，入童便一碗内浸淬，不计遍数，以便尽为度。宫中秘传通窍仙方（见本书各论鼻窍用药方 1.）属闻药气取嚏治病，但并非将药物简单地粉碎，而是经过十分复杂的制作，使药汁尽渗绵中，以用诸药之气。万应灵膏（见本书各论药膏方 35.）的制法，先用香油浸诸药，夏三、春五、秋七、冬十日，然后入锅文武火熬药……。浸药的时间是因不同季节气温不同而异，是有一定科学道理的。

（六）穴位用药，提高疗效

清宫许多外治方是通过穴位给药的。如暖脐膏、千金封脐膏、十香暖脐膏、封脐暖肚膏、封脐广嗣膏（均见于本书各论膏药方）等都是以膏药贴脐部，蒸脐祛病法（见于本书各论其他外治 6.）也是脐部给药。慈禧太后用解郁舒肺和脉膏（见于本书各论膏药方 8.），是贴于肺俞穴。参桂鹿茸膏（见于本书各论膏药方 42.），妇人贴脐上，而男子贴左右肾俞和丹田穴。延年涌泉膏（见于本书各论膏药方 43.）则有 12 项不同的主治病证分别贴于不同的穴位。外治药物作用于特定的穴位，可以激发经气，畅通经络，调和气血，调节脏腑，更有利于整体调节，也有利于提高整体和局部治疗效果。

（七）多种外治，配合应用

宫中外治，还有一种较特殊的情况，就是对同一患者有时同时使用多种外治法，其目的主要是为了提高疗效。光绪用的腰痛外治法（见于本书各论肢体筋骨痛洗方 7.），药物粗末配制二份，一份煎汤外洗用，擦干后再用另一份炒热熨患处。道光朝四公主患发颐，外敷红灵药兑紫金膏，再用木香饼（见本书各论熅熨法 28.）不时熨坚硬处。光绪胸间起红疙瘩，御医任锡庚精于外科，给予百部淬酒外涂（见于本书各论其他外治方 4.），又用紫金锭醋研外涂，以求高效、速效。

（八）外治美容，独树一帜

由于主要以帝王后妃公主等为主要服务对象，他（她）们除了防治疾病和养生保健外，也必然十分注重容颜外貌，所以御医在中医美容方面也有一定造诣，以适应其服务对象的需求。清宫外治医方中，美容类方也占有一定数量，本书各论中专列外治美容方32首，另外还有部分兼有美容作用的医方散在于其他各类方中。这些外治美容方涉及肌肤美容、牙齿美容和须发美容等几类，可资现代中医美容借鉴。

（九）内治外治，相互结合

帝王后妃患病后，是急于速愈的，要求御医的治疗见效快、疗效好。御医要想方设法达到这个目的，就常用内服药与外治法相结合的办法。慈禧因"肝胃有火，湿热上蒸"，目赤红肿，御医给予清热化湿方内服，又用清热明目洗眼方（见于本书各论洗眼方4.）熏洗。咸丰朝吉妃因风寒气滞而致膀背作痛、腰酸，御医给予内服疏风拈痛散，外用三香熥药方（见于本书各论熥熨方25.）炒热盛布袋内，兑醋熥患处，据医案记载，疗效较好。还有的外治方其本身也是可以内服的，如碧雪方（见于本书各论口齿咽喉用散方32.）、紫金化毒散（见于本书各论治疮疡散方52.）等，是内服、外用皆可的，病重时，除了外用，也可适量内服。

（十）用药同时，讲究宜忌

宫中外治医方中，不少注明用药时所宜所忌等注意事项，对于疾病的治疗康复和防止复发很有意义。用瘰疬千捶膏（见于本书各论药膏方32.）治瘰疬痰核者，应"戒忿怒、忧思，忌烟、酒、厚味等物"。用洗眼碧玉丸（见本书各论洗眼方31.），应"忌房劳、烟、酒、动火之物"。用玉容粉（一）（见于本书各论肌肤美容2.）者，应"忌食椒、姜、羊肉、烟、酒、辛热等物"。这些细致的医嘱，现在看来，也多是有道理的。

（十一）夸张之词，当有分析

清宫外治医方中，也存在某些夸张不实之词，有些提法欠妥或值得商榷，甚至于也可能有糟粕。对这些内容，我们应当明辨，予以实事求是的分析对待。诸如"效妙如神""功效异常""无不神效""诸疮神方""有起死回生之力"等，我们在选

15

录有关医方时均删去了这些词语。有的外用制剂，原方要求于五月初五端午日制作，很难理解有何科学道理。甚至有的方中说明"勿经妇人之手"，当属糟粕之类，应予摒弃。

六、清宫外治医方的用药组方特点

对清代宫廷外治医方的用药组方进行分析，可以归纳以下八个有一定规律性的特点。应当指出，这些特点多与宫廷医学的服务对象及注重疗效等因素有关，有些是优点，值得借鉴，而有的未必是优点，甚至有的还可能是缺点问题，应当有分析地看待，以取其精华，去其糟粕。

（一）小方药精专

宫中外治医方中，有较多小方，单味药成方，或仅几味药，选药得当，组方精专，值得借鉴。单味药成方者如乳香敷方（见本书各论其他散方 1.）以炒乳香研细面，烧酒调敷；白药膏（见本书各论药膏方 37.）用炉甘石炮制后用猪油捣和成膏；白附子方（见本书各论面风敷贴方 12.）为白附子研极细面，用大角子掺匀而成；还有菊叶敷方、桑叶洗方、钩藤洗目方、金银花漱口方（见本书各论其他敷贴方 5.，洗眼方 2.6.，漱口方 7.）等。两味药组方者如刀疮散（白及、龙骨），止血散（水獭毛灰、红花），清热祛风贴药法（防风、薄荷），正容膏（蓖麻子、冰片），桑菊洗方（桑叶、菊花）（见本书各论治外伤散方 1.2.，面风敷贴方 13.10.，洗眼方 3.）等，都是组合有度的药对。三味药组方者如夏枯草膏（夏枯草、土贝母、香附），牵正散（蓖麻子、全蝎、白附子），头痛外贴方（川芎、白芷、白附予），石膏薄荷漱口药（二）（生石膏、薄荷、青盐）（见本书各论药膏方 31.，面风敷贴方 14.，其他敷贴方 3.，漱口方 21.）等，用药简练，组方合理。

（二）大方有法度

清宫外治医方中也不乏药味较多的大方，往往用药达数十味。这类大方多见于膏药方，也有的锭剂、丸剂用药较多。益寿膏（见本书各论膏药方1.）由50味药组方，以温阳补肾药较多，方大而力专。舒筋活络膏（见本书各论膏药方12.）用药23味，该方以四物养血，用风药舒肝，用滋阴药养肝，以藤类药通络，用麝香通经络而搜剔风邪，而治疗络阻筋伤之证，慈禧曾多次贴用。清鱼锭（见本书各论外用锭剂2.）用药20多味，以清热解毒为主、辅佐以祛风除湿、活血通络、凉血止血之品，而治疮疡疔毒疥癣及蛇蝎所伤、便毒下血等。大方之制，并非类同药的堆积，亦非杂乱无章，有重点，有辅佐，君臣佐使，法度井然，方为良方。

（三）突出特效药

为追求较好的疗效，清宫外治医方中多突出特效之药。如阴痒熏洗方多重用蛇床子、地肤子、苦参之类，治风热头痛、目疾之洗方常突出菊花、桑叶，治胃火牙痛龈肿之漱口方每以大剂量生石膏为主，贴头痛散（见本书各论其他散方6.）与头痛外贴方（见本书各论其他贴敷3.）则都以川芎、白芷为主药。对清宫各类外治方常用药物的分析统计研究，有助于发现一些外治某些疾病的特效之药。

（四）使用稀贵药

宫中外治医方常使用一些稀有、贵重药物，这类药未必都对疗效有多大作用，而常是出于患者（帝后等）之"尊贵"，医患双方心理因素使然。当然，稀贵药中也有确有疗效，某些方中不宜缺少者，如麝香、牛黄等。有些药则在方中未必不可或缺，如八宝红灵丹（见本书各论其他散方7.）中用大赤金30张。还有些来源于珍贵野生动物的药材，如虎骨、熊骨、熊油、象牙屑等，为保护这些野生动物，不应使用，有的药材国家已明令禁用。现在，麝香、牛黄等已可人工合成或人工培植，虎骨等已有代用品可用。

（五）常用矿物药

清宫外治方中，较常使用无机矿物类药物或其制品，如朱砂、雄黄、石膏、炉甘石、滑石、硼砂、元明粉、火硝、白矾、胆矾、寒水石、食盐、青盐、月石、轻粉、红砒、密陀僧、水银、礞石、黄丹、铅粉、银朱等。外用丹剂则主要由这类药制成。这些药的使用，可能与古代炼丹术的影响有关。这些药中，有的是有效、无毒或基本无毒的，如食盐、滑石、生石膏、硼砂等，对症外用无妨。但有的药有剧毒（如红砒等），有的含有害重金属，如含汞的朱砂、水银、银朱等，含铅的铅粉、黄丹等，则不可轻易使用，尤其毒性大者以不用为宜，以免造成急性中毒或慢性蓄积性中毒。

（六）不避有毒药

宫中外治方中有用某些有毒性药物者，御医不避其有毒，照样将有关制剂施用于宫内上下。这或是由于他们掌握了药物的炮制、制剂的方法，适当的用量、用法和有针对性的适应证，或是为了追求治病疗效。如点牙药方（见本书各论口齿咽喉用散方2.）中用草乌，赤霜散（见本书各论口齿咽喉用散方28.）中用红砒，川槿皮散（见本书各论皮肤用散方21.）中用斑蝥、轻粉，疥疮合掌丸（见本书各论外用丸剂方13.）中用水银、大风子肉，二乌熨药、补骨二乌熨药（见本书各论熥熨方26.27.）中用川乌、草乌，万应麻黄散（见本书各论治外伤散方7.）中用马钱子等。对于这类制剂，禁内服，外用宜慎，并严格注意药物的炮制、用量、用法等。

（七）多种动物药

清宫外治医方使用动物药种类较多，常用者如全蝎、僵蚕、土鳖虫、地龙、蝼蛄、蜈蚣等虫类药，海龙、海马、甲鱼、鲫鱼等水产药以及鹿茸、鹿角、蛤蚧、羊腰、蛇蜕、穿山甲、鸡内金等诸多动物药，还有平素极少用的蜗牛、萤火虫等。这些药在外治医方中的作用大致以两方面为主，通经活络、搜剔经络风邪；或作为血肉有情之品滋补填精壮阳。

（八）征用民间药

民间偏方、单方常用的粮、菜、调味品类如麸子、葱、姜、盐等，以及石灰、蓖麻子、菊叶、柳枝、槐枝、桃枝、白菜叶、梅根、桃根、柳根、槐根、枣根、李根、麻叶、萝卜等不登医药大雅之堂的民间药，以及一般本草不载的一枝蒿等草药，也都被御医用于各类外治方中，可见御医外治用药之广泛。

七、应用清宫外治医方注意事项

清宫外治医方产生于清代中医药外治理论和实践都相当丰富的基础之上，又形成于一个很特殊的环境之中。我们发掘这一中医药学中独特的历史遗产，既要看到值得学习借鉴之处，又要注意其局限性，有分析地对待。若要参考这些医方用之于临床，应注意以下问题。

（一）注重辨证选方

辨证论治是中医药理论的灵魂，选用清宫外治医方也要十分注重辨证，使选方符合患者之证情。如肝热目疾用钩藤洗目方，风热目疾则用桑菊洗方，如兼有阴虚血瘀则用由桑、菊、薤仁、赤芍、谷精草组方的熏洗方（见本书各论洗眼方6.3.和29.）。

（二）适当随证用药

选用某一有效外治方后，尚需根据患者的具体主证、兼证情况，灵活变通，随证加减化裁。如头痛外贴方（见本书各论其他贴敷方3.）是一治头痛较好的外治方，如患者无风痰见证，可去白附子，只用川芎、白芷即可。如属风热头痛，可酌加薄荷、菊花之类，如属风寒头痛，则宜增荆芥穗、防风。

（三）讲究制法用法

药物的炮制，制剂的加工，传统的工艺方法多有其科学道理，应当遵循。若有变动，应有科学依据，以有利于安全和疗效为原则。即便赋形剂等辅料的选用以及制剂的使用方法，也是有讲究的，例如以香油、芝麻酱调敷有助于滋润肌肤，兑白酒擦洗、熨疗有利于舒筋通络，姜汁调药炒熨可增散寒之效，

19

以醋浸泡万应锭外涂则有利于生物碱类有效成分的溶出。

(四)注意宜忌调摄

在依方外治的同时，尚需注意情感、饮食及生活习惯、嗜好的调摄，更有利于康复和防止复发。如某些外治医方所说明的，熏洗时宜避风，治瘰疬等应戒忿怒、忧思，忌烟、酒、厚味等物，治某些眼疾应忌房劳、烟、酒、动火之物，治皮肤病应忌辛辣、辛热、烟、酒。

(五)少用稀贵药品

源于濒危野生动物的药材如虎骨、犀角是禁用的，可用代用品。其他一些稀缺药、贵重药，如非必需，尽量不用，若有必要用时，可用人工制成品、人工培植品或代用品，或尽量减少用量。

(六)慎用有毒药物

含有剧毒大毒药物的医方，以不用为宜，有必要用时也应慎之又慎。其他含有有毒药物、有害重金属药物的医方，也要慎用，少用。这类药物要按规定炮制、配制，严格掌握用量、适用范围，向患者讲明注意事项，做好追踪观察。

(七)客观评价疗效

对外治医方的功效、应用要正确、客观地认识和评价。原方中某些夸张、过誉之词，不可轻信。有的主治范围过广者，未必都有很好的疗效，当分清主要对何病证有效。

(八)防止误服误用

外治制剂，除了少数兼可内服外用者外，只限于外用，不可内服。特别是含有毒、刺激性、腐蚀性药物者，禁止内服。要做好外治制剂的保管，严防误服和非适应证患者误用。

(九)进行现代研究

通过现代科学技术的方法、手段，对外治医方的成分、工艺、药效及疗效客观指标等，以较严谨的方法，进行研究和验证，以去粗取精，去伪存真，发扬光大。

20

各　论

《 一、外用散剂方 》

（一）口齿咽喉用散方

1. 辰砂益元散

【组成】　滑石末（水飞）六两　粉甘草末一两　辰砂末（水飞）五钱

【制法】　共合一处研匀。

【功用】　清热利湿，安神。

【主治】　夏月感受暑湿，身热，心烦，口舌生疮，小便不利等症。

【按语】　此方为刘河间所创，出自《刘河间医学六书》。此方是在六一散的基础上加辰砂而成。六一散功用清热祛湿，加朱砂主要取其镇心安神。雍正患茧唇时，以本方外用，具清火解毒之效。

2. 点牙药方

【组成】　草乌　荜茇各一钱五分　川椒　细辛各三钱

【制法】　共研细末。

【功用】　温通经脉，止痛消肿。

【主治】　虫牙作痛；或牙龈肿胀。

【按语】　此方草乌、荜茇、川椒、细辛具有芳香辛温之性，可温通经脉而止痛。此药用法为，以少许点于患牙内外，其痛可缓，不缓再点。

3. 牙疼药

【组成】　荜茇二钱　良姜二钱　细辛三钱　石膏五钱

21

【制法】 共研极细末。

【功用】 清胃热，消肿痛。

【主治】 风火虫牙、疼痛难忍；或牙齿疼痛、牙龈肿胀等症。

【按语】 方中荜茇、良姜、细辛皆辛温之品，具有芳香温通，消肿止痛之功，再配以辛寒的石膏，既可清胃火，又具有相反相成的作用。此方用法，先将茶卤漱口，然后再将药擦于患处，可止痛，一日三、五次。

4. 搽牙散

【组成】 石膏（煅）一两 青盐三钱 甘松（去土净）二钱 细辛五分 滑石一两 生矾一钱

【制法】 共为细末。

【功用】 清热解毒，杀虫止痛。

【主治】 风火虫牙疼痛。

【按语】 此为乾隆年间御医配方，方中石膏、滑石、青盐清热解毒利湿；生矾、甘松、细辛杀虫止痛。此方对火虫风热之牙痛当有效。

5. 擦牙散

【组成】 旱莲草五钱 石膏一两 青盐二钱 细辛一钱五分

【制法】 共为细末。

【功用】 清热止血，消肿止痛。

【主治】 胃火上升，牙齿疼痛，口舌生疮，牙缝出血。

【按语】 此方石膏、青盐清胃热、解毒；细辛温经止痛；旱莲草凉血止血。每次用少许，搽于患处。

6. 清胃搽牙散

【组成】 石膏（生用）一两 白芷三钱 青盐三钱 熊胆五分 青黛一钱

【制法】 研极细末，每日早晚搽牙漱口。

【功用】 清热解毒，祛风消肿。

【主治】 咽喉口舌诸证，患者单双乳蛾红肿疼痛，满口糜烂，汤水不下，口舌生疮，瘟毒发颐，牙痛牙宣等症。

【按语】 方中石膏、青盐、青黛、熊胆均可清热解毒，白芷辛温，祛风消肿止痛。此方外敷，当效。

7. 擦牙二黄散

【组成】 黄连（生）一钱 黄柏（生）一钱 硼砂二钱 冰片五分

【制法】 研极细末。

【功用】 清热燥湿，解毒止痛。

【主治】 胃火上升，牙齿疼痛，口舌生疮，牙缝出血。

【按语】 此方用黄连、黄柏清热解毒燥湿，硼砂外用清热解毒，用治口舌溃疡，咽喉肿痛等症，冰片清热止痛。此方清胃火，燥湿解毒之力很强，胃火牙痛、口舌生疮用之当有效。可每用少许搽牙上。

8. 加味阴阳散

【组成】 黄连 干姜 青黛 儿茶各等份

【制法】 共为细末。

【功用】 清热解毒，温经消肿。

【主治】 口舌生疮等症。

【按语】 方中黄连、青黛清热解毒。儿茶味苦涩，性平，有敛疮止血之功，现代药理研究，此药对某些细菌、病毒、真菌等均有一定的抑制作用。干姜温经止痛。四药合用具清热解毒，温经消肿之功，对口舌生疮当有效。每用少许搽患处。

9. 人中白散

【组成】 人中白一钱 元明粉一钱 冰片一分 生石膏一钱五分 芦荟一钱

【制法】 共研细末。

【功用】 清泻肺胃，祛湿解毒。

【主治】 口舌生疮，牙龈糜烂。

【按语】 此方乃道光六年为四公主口舌牙龈糜烂而设。方中人中白、冰片、生石膏清胃热、解毒止痛；元明粉有软坚润燥，泻热通便之功；芦荟清热通便，现代研究证明对多种真菌、细菌有抑制作用。由方药可知四公主的口舌生疮，牙龈糜烂为脾胃湿热上熏所致。

10. 加味冰硼散*

【组成】 冰硼散二钱　煅人中白一钱　冰片四分

【制法】 共研细末。

【功用】 清热解毒，消肿止痛。

【主治】 牙龈肿痛。

【按语】 本方为同治皇帝牙龈肿痛而设。冰硼散为治口舌生疮之成药，再加人中白、冰片以加强清热止痛之功。

11. 口齿消毒散

【组成】 南薄荷五分　儿茶一钱　人中白（研）三钱　青黛一钱　甘草（生）五分　硼砂（生）一钱　梅花片二分　珍珠二分　牛黄二分

【制法】 共研细末。

【功用】 清热泻火，消肿解毒。

【主治】 口舌生疮，牙龈肿痛。

【按语】 此方用于同治皇帝牙龈肿痛，为口腔泻火消毒之剂。

12. 清胃消糜散

【组成】 元明粉一钱　青黛二分　麝香五厘　冰片三分　生蒲黄三分　明乳香三钱　紫花地丁二钱

【制法】 共研极细末，过绢罗。

【功用】 清热解毒，活血消肿。

【主治】 口糜，口舌生疮，牙龈肿痛衄血、舌衄等症。

【按语】 口糜之病，首见于《黄帝内经》。在《素问·气厥论》中有："膀胱移热于小肠，鬲肠不便，上为口糜"的记载。口糜多因胃火上炽或阴虚火旺，或者湿困脾胃，湿热内蕴，脾经湿热上熏所致。其症见满口糜烂疼痛。其内治方法不外清胃

24

泻火、健脾除湿；有阴虚者则宜降虚火、滋肾阴。本病外治疗效较好，且在本病的治疗中占有一定的位置。本方为外用方药，其用法，将细药末敷于患处，取涎出。方中用青黛，味咸性寒，清热解毒，外用可治疗疮痈肿毒；蒲黄凉血活血；青黛和生蒲黄相配，可治疗热盛所致的出血、衄血。麝香辛温，外用治疗痛疮疖肿，有活血散结防腐之功；冰片微寒，外用可散热止痛，为口齿病常用之药；元明粉外用则可清热泻火，也是用治口齿肿痛的一味要药。诸药合用，有清热解毒，活血消肿之功。

13. 清胃散（一）

【组成】 人中白三钱　青黛一钱半　白芷一钱半　杭芍一钱半　生石膏二钱　冰片一钱　牛黄五分　麝香一分

【制法】 共研细末，过重罗。

【功用】 清热解毒，祛瘀活血。

【主治】 口舌生疮、咽喉肿痛。

【按语】 本方是外用治疗口舌生疮的一个较好方剂。方中人中白有清热解毒、祛瘀止血之功，外用可治口疮、咽肿糜烂。牛黄也可清热解毒，用治口舌肿痛。此二药加冰片、麝香、青黛共臻清热、泻火、解毒、消肿之功。白芍和血，白芷祛风，生石膏外用可生肌消肿止痛，内服可清热生津，其入胃经，又善清胃火，故名清胃散，有正本求源之意。

14. 清胃散（二）

【组成】 石膏三钱　硼砂二钱　胡黄连二钱　儿茶一钱五分　牛黄一钱　冰片二分

【制法】 上为细末，搽患处。

【功用】 清热解毒，消肿止痛。

【主治】 口舌生疮，咽喉肿痛。

【按语】 此方治病、功用与前方大致相同。

15. 八宝清胃散

【组成】 冰片二分　朱砂三分　琥珀一钱　乳香一钱　没药一钱　胡连一钱　硼砂五钱　儿茶二钱　石膏五钱

25

【制法】 共研极细末。

【功用】 祛风清热，活血止痛。

【主治】 胃火上升，牙齿疼痛，口舌生疮，牙缝出血。

【按语】 牙齿为骨之余，精充骨坚，则诸经血脉津液皆上注滋润。若血虚内生火热，则火热上炎；或因肝经风热，相火上炎；或因阳明湿热，脾胃火盛，以致牙宣浮肿，齿龈疼痛，口舌生疮等症。此方祛风清热，活血止痛。每用少许搽患处，待流涎水吐出，可见效。无论风牙疼痛、虫牙肿痛，并皆治之。此方又名驱痛一笑散，亦名祛风清胃散。

16. 加味八宝清胃散

【组成】 珍珠（豆腐煮）二钱　琥珀一钱五分　牛黄五分　冰片四钱　儿茶二钱　乳香五分　没药五分　胡黄连一钱

【制法】 共研极细末。

【功用】 清热解毒，活血止痛。

【主治】 此方专治咽喉诸症。症见单双乳蛾红肿疼痛，满口糜烂，汤水不下，口舌生疮等症。又治瘟疫发颐，牙宣牙痛等症。

【按语】 此方较前方多珍珠、牛黄等，功用与前方大致相同。

17. 龙脑散

【组成】 硼砂一钱　冰片一分　儿茶二分　雄黄二分　牛黄一分　青黛（水飞）五厘　延胡粉五厘　胡黄连一分

【制法】 共研极细末。

【功用】 清热解毒，活血止痛。

【主治】 此方专治咽喉诸症。

【按语】 此药与加味八宝清胃散功效、应用大致相同。

18. 口疮药赴宴散

【组成】 冰片二分　干姜五钱　川连五钱

【制法】 共研极细末。

【功用】 清热泻火，止痛。

【主治】　三焦实热，口舌生疮，糜烂疼痛。

【按语】　此方寒热并用，以清为主，用治口疮当有效。用此方时，先用米泔水漱口，后搽药于患处，或吐或咽不拘。《医方配本》也载此方，但较此方少一味冰片，当以有冰片为准。

19. 黄连赴宴散

【组成】　黄连　黄芩　黄柏　山栀各一钱　细辛　干姜各三分

【制法】　共研极细末，用米泔水漱口后，搽涂患处。

【功用】　清热泻火，止痛。

【主治】　此药专治咽喉肿痛，口舌生疮，牙龈肿痛等症。

【按语】　此方主治功用与前方同，但清热止痛之功较前方强。

20. 冰硼散

【组成】　硼砂四分　冰片二分　火硝三分

【制法】　共研极细末，搽涂患处。

【功用】　清热解毒，消炎止痛。

【主治】　治胃火上升，痰滞积热，怕食热物，喜冷食，牙齿疼痛，时作时止，不时举发。

【按语】　此方也可配内服清胃降火之药，其效更好。此方与《外科正宗》冰硼散略有不同。

21. 齿痛冰硼散

【组成】　硼砂五钱　冰片二钱　石膏（生）五钱

【制法】　共研极细末，搽涂患处。

【功用】　清热解毒，消炎止痛。

【主治】　此药专治咽喉、口舌诸症。症见口舌生疮，牙龈肿痛，牙缝出血，单双乳蛾红肿疼痛等。

【按语】　此方与上方大同小异。其用法，每用药末，不拘多少，上痛处，日上三四次，内再服清胃降火之剂，其效更佳。亦有记载用煅石膏者，似不如生用为好。

27

22. 白清胃散

【组成】 硼砂五钱　冰片七分　元明粉一两　煅石膏二两

【制法】 共研极细末。

【功用】 清热解毒，泻火止痛。

【主治】 茧唇口疮，牙齿疼痛，牙龈出血，咽喉肿痛，水浆不能下咽。

【按语】 此方较前方加强了泻热通下之功。其用法为每用少许，吹入口内。原方记载忌鹅肉、羊肉、煎炒、葱蒜、辣椒等物，可参考。

23. 红清胃散

【组成】 硼砂五分　冰片三分　朱砂三分　石膏五钱

【制法】 共研极细末，搽涂患处。

【功用】 清热解毒，消炎止痛。

【主治】 胃火热盛所致牙宣肿痛，口舌糜烂，不能饮食；或牙缝出血，疼痛难忍者。

【按语】 此方为冰硼散的加减方，在《清宫医案研究》《医方配本》中均有记载，其药味相同，配比不一。

24. 清胃抑火搽牙散

【组成】 石膏五钱　硼砂一钱　薄荷叶五分　檀香三分　冰片五厘

【制法】 共研极细末，不时搽患处。

【功用】 清热解毒，祛风消肿。

【主治】 咽喉口舌诸证，患者单双乳蛾红肿疼痛，满口糜烂，汤水不下，口舌生疮，瘟毒发颐，牙痛牙宣等症。

【按语】 治病与清胃搽牙散同，功效略大。

25. 玉骨散

【组成】 羊胫骨灰五钱　煅石膏六钱　升麻一钱　生地三钱　胡桐泪一钱五分　黄连一钱　胆草五分

【制法】 共研极细末，搽涂患处。

【功用】 清热泻火，养阴凉血。

【主治】 用治虫齿。

【按语】 本方总旨为养阴清胃，为皇妃治疗虫齿病而设。

26. 牙疳散

【组成】 人中白三钱　儿茶三钱　胡连三钱　青黛二钱　黄柏一钱　芦荟一钱　硼砂一钱　冰片五分

【制法】 共研极细末，搽涂患处。

【功用】 清胃泻火，解毒止血。

【主治】 胃中客热，风火上攻，牙齿作痛，口舌生疮，糜烂疼痛，牙龈宣露，腐臭难闻者。小儿牙疳出血，肿痛溃烂，牙齿动摇，恶臭不可闻者。

【按语】 方中药物均为清泻之药，用治胃火牙疳当有效。其用法为每用少许擦患处，使口内有涎水吐出，日上二三次。

27. 疳珍散

【组成】 人中白（煅）五钱　儿茶（生用）一钱　白矾（煅）一钱　白矾二钱（同五倍子一个煅）　蚕文中（火烧过）二钱

【制法】 共研极细末。

【功用】 解毒清热，消肿止血。

【主治】 治诸般疳证，牙缝出血，渐渐红肿，变成黑紫，牙齿脱落，以致穿腮破唇，臭烂不可闻。

【按语】 此方中药物多为收湿、敛疮、止血、解毒、杀虫之品，有人誉可"大有奇功"。

28. 赤霜散

【组成】 红枣一枚去核　红砒一粒　梅片一分

【制法】 红枣一枚去核，入红砒一粒，如黄豆大，扎好放瓦上，炭火炙至枣枯烟尽为度，候冷加梅片一分，研末，将患处洗净吹入。

【功用】 蚀疮祛腐，生肌。

【主治】 走马牙疳。

【按语】 本品红砒具有较强的腐蚀作用，可蚀死肌去烂腐，毒性很大，只能外用。

29. 绿袍散（一）

【组成】 黄柏五钱　薄荷三钱　青黛三钱　儿茶一钱　硼砂五分　冰片二分

【制法】 共研极细末，搽涂患处。

【功用】 消肿止痛，清热解毒。

【主治】 治三焦火盛，口舌生疮，赤烂肿痛，唇皮燥裂，秽气逼人。

【按语】 方中药物均为清热解毒、消肿止痛之品，用治三焦火盛当效。每用少许涂患处，吐咽不拘。

30. 绿袍散（二）

【组成】 黄柏一两　薄荷五钱　青黛五钱　儿茶五钱　人中白（煅）五钱　川连三钱　冰片九分

【制法】 共研极细末。

【功用】 消肿止痛，清热解毒。

【主治】 治三焦火盛，口热生疮，赤烂肿痛，唇皮燥裂，秽气逼人。

【按语】 主治功用及用法大致同前方。

31. 咽喉口齿药

【组成】 牙皂一钱　白矾一钱　雄黄一钱　薄荷一钱　硼砂一钱　胆矾一钱　冰片二分　全蝎一个

【制法】 共研极细末。以银筒或竹管，用药少许，令人吹入喉中，日数十次。

【功用】 清热、消肿、止痛。

【主治】 咽喉诸证及口疮，牙痛，舌病，齿痛等。

【按语】 方中白矾、胆矾、雄黄、硼砂、冰片等均可燥湿杀虫解毒止痛；牙皂、全蝎活血通络。治疗各种咽喉、口舌肿痛当有效。

32. 碧雪方

【组成】 朴硝一两　芒硝一两　石膏一两　寒水石一两

甘草一两　青黛一两　象牙屑五钱

【制法】　共研极细末。含咽，或吹于患处。

【功用】　清热解毒，泻火通下。

【主治】　治积热，天行时疫，发狂昏愦，咽喉肿塞，口舌生疮，大小便不通等症。

【按语】　此方宜于胃热火盛者，可内服，每服一、二钱，也可内服外搽同用。

33. 绛雪散（一）

【组成】　硼砂一钱　火硝三分　胆矾二分　石膏一钱　寒水石一钱　风化硝四分　冰片二分

【制法】　共研极细末，吹于患处。

【功用】　解毒破滞，泻火涤肠。

【主治】　咽喉肿痛，重舌口疮。

【按语】　方中药物均有清热泻火、解毒、破滞、涤肠等功效，用治火毒壅塞所致的咽喉口舌诸证当有效。

34. 绛雪散（二）

【组成】　元明粉一钱　硼砂一钱　冰片一分　牛黄一分　朱砂五分

【制法】　共研极细末，用苇筒吹患处。

【功用】　解毒破滞，泻火涤肠。

【主治】　咽喉肿痛，重舌口疮。

【按语】　此方与前方类同，专治咽喉肿痛。

35. 牛黄散（一）

【组成】　京牛黄五分　硼砂一钱　熊胆一分　孩儿茶三分　青黛五分　冰片一分　元明粉三分　薄荷五分　朱砂一分　黄柏末五分

【制法】　共研极细末。

【功用】　清热利咽。

【主治】　咽喉肿痛。

【按语】　牛黄散方药组成不完全一致，《太平圣惠方》《证

31

治准绳》均有记载，各书所记牛黄散名同实异。此方亦或御医临时所拟。

36. 牛黄散（二）

【组成】 牛黄二钱 硼砂五分 冰片三钱 药珠三钱 黄柏三钱 黄连三钱 黄芩二钱

【制法】 共研极细末。

【功用】 清热利咽。

【主治】 咽喉肿痛。

【按语】 此方功用主治与前方类同。

37. 消蛾散（一）

【组成】 猪苦胆一个 川连五钱 青盐五钱 黄柏五钱

【制法】 将苦胆晒干透研末，入冰片二分，共研极细末。

【功用】 清热解毒，燥湿消肿。

【主治】 咽喉肿痛，痰涎壅盛，喉闭喉风，声哑不出，不能吞吐，疼痛难忍者；或单双乳蛾；或喉内生疮，以及时行瘟疫，喉痛风肿，吐咽不下者。

【按语】 用此药以竹筒少许，吹入喉内，以消肿止痛，当有效验。

38. 消蛾散（二）

【组成】 元明粉三钱 硼砂三钱 青盐一钱 冰片五分

【制法】 共研极细末。

【功用】 清热泻火，通腑消肿。

【主治】 咽喉肿痛，痰涎壅盛，喉痹喉风，声哑不出，疼痛难忍者。

【按语】 方中元明粉软坚通便泻火；硼砂清热解毒；青盐、冰片解毒止痛。用此药少许，吹入口内，连吹数次可见效。当忌烟酒椒蒜。

39. 风热喉痹方

【组成】 灯心草一钱 黄柏五钱 白矾七分 脑片三钱

【制法】 灯心、黄柏烧存性，白矾煅，同脑片共细末。此药吹入喉中即愈。

【功用】 清热解毒燥湿。

【主治】 喉痹。

40. 吹喉峨嵋雪

【组成】 月石　石膏　白矾　芒硝　冰片　火硝各等份

【制法】 除石膏外，余俱入锅烊化，用薄荷汁淬干，研细，同石膏末入牛胆内阴干，取出研细，临睡兑冰片一钱，吹于患处。

【功用】 清热解毒，泻火消肿。

【主治】 咽喉肿痛。

【按语】 方中月石即为硼砂，清热解毒，主治肺胃郁火，口舌糜烂，咽喉肿痛等。石膏、白矾、火硝、冰片等均可解毒泻火，为治咽喉肿痛之要药。

41. 吹喉蝎梢散

【组成】 蝎梢（焙）七枚　皂刺（炙）五分　甘草（生）五分　雄精（研）一钱　硼砂（煅）八分　胆矾八分　火硝七分　芒硝七分

【制法】 共研极细末，密贮，勿令泄气。

【功用】 解毒泻火，活血消肿。

【主治】 咽喉肿痛。

【按语】 此方用蝎梢解毒活血，加皂刺通络，胆矾、芒硝等泻火解毒，故此方可消咽喉肿痛。

42. 代喉针

【组成】 藜芦一钱　苦参五分　细辛五分　青黛八分　月石一钱　胆矾六分　雄黄八分　冰片五厘

【制法】 研极细末，用二三厘吹之。

【功用】 祛痰通络，消肿解毒。

【主治】 专吹单双乳蛾，红肿不破者。

【按语】 此药具有较好的溃脓消肿之功。

43. 清咽消肿止痛散

【组成】 儿茶二钱　寒水石三钱　青黛（水飞净）二钱　蛇蜕一钱　黄柏一钱五分　元明粉一钱五分　没药一钱　冰片三分

【制法】 共研过重罗为极细面，吹喉痛处。

【功用】 解毒泻火，活血消肿。

【主治】 咽喉肿痛。

【按语】 方中没药、蛇蜕活血通络，儿茶、寒水石、青黛、黄柏等清解热毒，有清咽消肿止痛之功。

44. 神仙通嗌散

【组成】 白硼砂二钱　儿茶一钱　蒲黄六分　青黛一钱　牙硝六分　寒水石二钱　枯矾六分　冰片二分　黄连五分　滑石一钱　黄柏五分

【制法】 共研细末，吹喉中。

【功用】 清热解毒，凉血消肿。

【主治】 咽喉肿痛、生疮。

【按语】 方中药物多有解毒敛疮、消肿止痛之功，又有蒲黄、青黛凉血活血解毒，因此可治热毒壅盛、气血壅郁的咽喉肿痛生疮症。

45. 吹喉散

【组成】 煅石膏一钱　青黛三钱　元明粉五钱　人中白（煅）五分　儿茶三分　冰片三分

【制法】 共研极细面，吹喉。

【功用】 清热解毒，泻火消肿。

【主治】 咽喉肿痛、生疮。

46. 神效吹喉散

【组成】 火硝五钱　黄连五钱　薄荷五钱　僵蚕五钱　青黛五钱　朴硝五钱　白矾五钱　硼砂五钱

【制法】 共研细末，腊月初一日取雄猪胆七八个，倒出胆汁，用小半和上药，拌匀，复灌胆壳内，以线扎头，外用青纸各包裹，再将地掘一孔，阔深一尺，上用竹竿悬空，横吊上，用板铺严，再用泥土密盖，候至立春之日取出，挂于有风无日之处荫干，去青纸胆皮，每药一两，加冰片三分，用钵研极细末，磁罐密收，勿令泄气，备用。

【功用】 泻火解毒，凉血祛痰消肿。

【主治】 咽喉诸证。症见咽喉肿痛，闭塞不能言语；或虚火上泛所致水谷不下的喉痹证。

【按语】 咽喉诸证皆属风热、痰火上攻所致。患者多食肥甘，内生痰热，痰火上壅则咽喉肿痛，闭塞不能言。又有烦劳纵欲，虚火上犯，也可致喉痹，水谷不下。用此药芦筒吹入喉中，痰涎多出，或吐出毒血即安。有歌诀盛赞此方药效者云：此法端的通神圣，万两黄金方不传。

（二）皮肤用散方

1. 消风散（一）

【组成】 豆粉三钱　白菊花一钱　白附子一钱　白芷一钱
白食盐五分　冰片一分

【制法】 共为极细末。

【功用】 消风祛痰，润肤增白。

【主治】 皮肤褐斑、粗糙。

【按语】 此方是御医为道光皇帝的妃子全贵妃妊娠期间所设外用散方。妊娠时皮肤易于出现褐斑等，此方平和，能消风祛痰，润肤增白。

2. 消风散（二）

【组成】 地肤子一钱　白矾一两

【制法】 共为极细末。

【功用】 清热解毒，祛风止痒。

【主治】 皮肤湿疹瘙痒。

【按语】 地肤子清湿热，利小便，祛风止痒；白矾也可祛风止痒解毒。二药合用清热解毒，祛风止痒。

3. 六一散

【组成】 滑石六斤　甘草一斤

【制法】 共研细末。

【功用】 清利湿热。

【主治】 小便不利，中暑身热，烦渴饮水，霍乱吐泻；又能外敷痱子。

【按语】 滑石滑利，清湿热，利小便，甘草清热，调和诸药。二药合用，外可祛湿热，用治痱子，内可清暑利湿，治暑湿为病。

4. 痱子药

【组成】 绿豆粉　滑石（水飞过）各等份

【制法】 共研细末，不时搽之。

【功用】 清利湿热，解毒止痒。

【主治】 治血热沸腾，因生痤痱。

【按语】 二药既可清利湿热解毒，又可润肤，故用于治痱子。

5. 扑汗方

【组成】 牡蛎粉一两　枯白矾一两

【制法】 共研极细末，过重绢罗为面。

【功用】 解毒，燥湿，敛汗。

【主治】 阴囊潮湿有汗。

【按语】 此方为庄守和、杨际和两御医所拟方，曾用以治清光绪帝阴囊潮湿有汗。方中牡蛎咸涩微寒，临床常用以收敛固涩，用治遗精、带下、虚汗等症。古籍载有牡蛎扑粉止汗法。枯矾外用燥湿止痒。枯矾的主要成分为硫酸铝钾，煅后失去结晶水，故可吸湿，临床外科常用于治皮炎、湿疹及皮肤糜烂等症。此二药御医将之合用，治阴囊潮汗。此方用时先用热水将阴处洗净，用药面扑于患处即可。此法卫生简便，是一个较好的扑汗方。

36

6. 雄矾散

【组成】 雄黄二两　白矾一两

【制法】 共研细末，装布袋内，此用以瘙痒。

【功用】 清热解毒、杀虫止痒。

【主治】 湿疹疥癣等。

【按语】 此方即《医宗金鉴》二味拔毒散加大雄黄用量一倍，主治疮疖疔毒、疥癣及虫蛇咬伤等病。方中雄黄有解毒、杀虫、止痒等作用；白矾外用解毒杀虫、燥湿止痒，二药合用有清热解毒，杀虫止痒之功。现在有人用此方治疗湿疹、带状疱疹等百余例，疗效甚好。庄守和呈进此方，为光绪帝治疗皮肤病。其用法为扑于患处即可，或用此药装稀布带中，外用止瘙痒。

7. 矾连方*

【组成】 白矾一两　黄连五钱

【制法】 研面装布袋内扑之。

【功用】 清热解毒，燥湿止痒。

【主治】 皮肤湿疹等。

【按语】 此方与前方相似，方中黄连有清热解毒燥湿之功，对皮肤湿疹，黄水浸淫好。

8. 二妙散

【组成】 苍术五钱　黄柏五钱　地肤子五钱

【制法】 共为细末，入布带内，搽患处。

【功用】 清热解毒，燥湿止痒。

【主治】 皮肤湿疹等。

【按语】 方中苍术为燥湿之要药，黄柏可入肾经，清热解毒燥湿；地肤子清热祛风止痒。三药合用有清热解毒，燥湿止痒之功，用于治皮肤湿疹。

9. 外搓药方

【组成】 地肤子三钱　枯矾三钱　川柏三钱　轻粉一钱五分

【制法】 共研细面，用双层红绢袋盛之，擦有粟处。

【功用】 清热燥湿，祛风止痒。

【主治】 血虚受风，湿热在肤的皮肤起粟症。

【按语】 本方为清宫医案贵妃所用之方，用于治风粟瘙痒，自汗心烦等症。方中地肤子、枯矾、川柏均清热解毒、燥湿止痒之品；轻粉为汞化物，有毒，可杀虫攻毒，现代药理研究，对皮肤真菌有不同程度的抑制作用。

10. 擦药方（一）

【组成】 炒僵蚕三钱 防风三钱 羌活三钱 薄荷三钱 地肤子三钱 蛇床三钱 青盐四钱 苦参四分

【制法】 共研细末，布包擦之。

【功用】 祛风透疹，解毒燥湿。

【主治】 风疹。

【按语】 此方是御医为端康皇贵妃风疹所拟。方中用僵蚕、薄荷辛凉透疹；防风、羌活、地肤子祛风止痒；蛇床、青盐、苦参燥湿解毒。此方用于治肺胃郁热所致的风疹当有效。

11. 擦药方（二）

【组成】 防风三钱 川羌活三钱 地肤子二钱 蛇床子二钱 红花三钱 大青盐六钱 苦参四钱

【制法】 共研细面，兑梅花点舌丹十粒，研过罗，布包擦之。

【功用】 祛风透疹，解毒燥湿。

【主治】 风疹。

【按语】 本方与前方大致相同，加强了活血解毒之功。

12. 化风止痒擦药方

【组成】 川羌活二钱 僵蚕（炒）二钱 细辛一钱 薄荷一钱五分 元明粉三钱 红花一钱

【制法】 共为细面，用绢包好，随时擦之。

【功用】 疏风止痒，泻火活血。

【主治】 用于治皮肤瘙痒。

【按语】 本方是御医为宣统所拟。

13. 祛风除湿散

【组成】 荆芥穗三钱 防风三钱 香白芷三钱 僵蚕（炒）二钱 白鲜皮三钱 地肤子三钱 穿山甲（炙）二钱 滑石三钱 枯白矾一钱 黄柏三钱 粉丹皮二钱 冰片五分

【制法】 共研细末，过重绢罗，盛布袋内撮之。

【功用】 祛风除湿，止痒化斑。

【主治】 用于治皮肤瘙痒。

【按语】 本方具有清凉之性，宜于血热者。

14. 理湿止痒扑药方

【组成】 地肤子一两 僵蚕（炒）五钱 白鲜皮五钱 白芷三钱 荆芥穗五钱 茵陈五钱 败酱草五钱 白矾（煅）三钱 益元散五钱

【制法】 共研极细面，装布带内，随便擦于患处。

【功用】 祛风止痒，解毒燥湿。

【主治】 湿热皮肤瘙痒证。

【按语】 本方为皮肤病祛风理湿止痒方，采用扑药法治疗。此方地肤子用量最大，此药苦寒，清湿热利小便，对某些皮肤真菌有抑制作用，用于湿热之瘙痒有效，配蛇床子更好。单味煎洗可治男子阴囊湿疹。

15. 祛风除湿止木痒面药

【组成】 香白芷二钱 防风二钱 地肤子二钱 梅花点舌丹四粒 益元散三钱 炒僵蚕二钱 炒山甲片二钱 冰片二分

【制法】 共研极细末，装布袋内，随时搓擦肘、臂木痒肿处。

【功用】 祛风除湿，解毒止痒。

【主治】 上肢皮肤木痒肿痛。

【按语】 本方除湿祛风，止上肢木痒，于面药中加入少量梅花点舌丹，即方中加用少量乳香、没药、血竭、牛黄、蟾酥、麝香、珍珠等理气活血、解毒消肿药之意，局部应用于肿痒当有益。

39

16. 擦药方（三）

【组成】 炒僵蚕一钱 薄荷八分 大黄一钱 食盐二钱 六一散一钱

【制法】 共研细末，装布袋擦患处。

【功用】 清利湿热，祛风止痒。

【主治】 皮肤湿疹、湿疮等。

【按语】 此方辛凉散风，苦寒泻热。滑石配大黄可治疮疡，药面搽敷可以渗湿。为御医佟成海为光绪皇帝配制的皮肤湿疹、湿疮等擦药方。此方药味少而量较轻，恐难速效，但其方药配伍允当。

17. 擦药方（四）

【组成】 金银花二钱 僵蚕二钱 薄荷一钱 白芷一钱五分 防风一钱 赤芍药二钱 连翘二钱 六一散三钱 大黄一钱 地肤子一钱五分 食盐一钱五分 桑枝二钱

【制法】 本方加蝉蜕一钱，共研细末，装布袋擦患处。

【功用】 清利湿热，祛风止痒。

【主治】 皮肤湿疹、湿疮等。

【按语】 此方为前方加味，大约光绪皇帝皮肤风热瘙痒甚重，病重药轻，用之不效，再加金银花、白芷、防风、芍药、连翘、地肤子等清热利湿祛风止痒之品。此二方均在戌刻所拟，当知光绪此时瘙痒难忍，提示病属心包络经。《内经》云："诸热疮疡，皆属于心""心不受邪，包络代之"，此方正合此意。可知宫廷御医讲求理法方药，辨证施治，非泛泛草拟者。

18. 敷药方

【组成】 绿豆一两 蝉蜕一钱 荆芥穗三钱 泽兰三钱 秦皮二钱 夏枯草二钱 连翘三钱 白芷三钱 蔓荆子三钱

【制法】 共研细面，每用三、四钱，淡蜜水调敷。

【功用】 祛风清热消肿。

【主治】 皮肤肿痒。

【按语】 此方为光绪二十八年四月御医徐本麟为慈禧太后

配制，主要用于治皮肤疾病。方中绿豆用量最大，此药清热解毒，可疗丹毒、痈肿，内服外用均可，外用研末调敷。《普济方》用此治疗遍身火丹、赤游丹等，用"绿豆为末，薄荷蜜水调涂。"本方另加诸多风药，或可生效。

19. 敷药又方

【组成】 枯矾三钱 雄黄钱半 白芷三钱 黄柏二钱 没药二钱 苍术三钱 薄荷三钱 百部三钱

【制法】 共为细末，敷之。

【功用】 清热燥湿，祛风解毒。

【主治】 皮肤瘙痒。

【按语】 此方亦为太医为慈禧太后所制，每日一贴，连用二贴。

20. 清热止痒面药方

【组成】 荆芥穗一钱 薄荷一钱 僵蚕三钱 海桐皮二钱 黄连八分 冰片五厘

【制法】 共研细面，茶卤调敷患处。

【功用】 清热散风，除湿止痒。

【主治】 顽固性痒疹。

【按语】 此方为光绪皇帝所用，其功效为清热散风，除湿止痒。方中海桐皮苦平性凉，现代研究证明，此药对堇色毛癣菌等多种皮肤真菌有抑制作用，外用可治顽固性痒疹等。茶卤调敷，亦可增加清热泻火止痒之力。

21. 川槿皮散

【组成】 川槿皮二钱 轻粉五钱 斑蝥七个 大风子七个

【制法】 上为细末，用河井水一盅，煎半盅，露一宿，笔蘸涂之。

【功用】 祛风燥湿，解毒杀虫。

【主治】 治一切风湿疮疡肿，干湿疥疮，风湿热毒蕴结，皮肤诸般顽癣，痒痛难当等症。

【按语】 方中诸药毒性很大，均可祛风燥湿，解毒杀虫，蚀疮止痒。只可外用，不能入口。斑蝥刺激性大，能使皮肤发泡，用之宜慎。

22. 白川槿皮散

【组成】 白鲜皮二钱　槟榔二钱　川槿皮（去木，酒洗）二钱　雄黄二钱　水银（入血内调匀）二钱

【制法】 共为细末，用黑牛血调匀，一日搽数十次。

【功用】 清热解毒，杀虫止痒。

【主治】 专治癣疥毒疮等症。

【按语】 方中川槿皮清热解毒，杀虫止痒，为治顽癣之要药，现代药理研究证明，此药不仅对真菌，而且对多种细菌也有抑制作用。

23. 必效散

【组成】 石膏（煅）一钱　枯矾二钱　雄黄一钱　轻粉二钱　川槿皮三钱　密陀僧一钱

【制法】 共为细末，每用少许搽患处。

【功用】 清热解毒，杀虫止痒。

【主治】 顽癣等症。

24. 顽癣必效散

【组成】 川槿皮四两　轻粉四钱　雄黄四钱　百药煎四钱

【制法】 上为细末，用阴阳水调搽。

【功用】 清热解毒，杀虫止痒。

【主治】 多年顽癣，诸药熏、搽、洗不效者。

25. 搽癣方

【组成】 枯矾四钱　潮脑二钱

【制法】 上为细末，用好陈醋调匀，将患处抓破，搽上。

【功用】 解毒止痒。

【主治】 顽癣。

26. 癣疮药

【组成】 白糖三钱　乌梅肉三钱　槟榔三钱　硫黄三钱　皂矾三钱　樟冰三钱　土大黄一两　斑蝥四十九个　牛皮烟

五钱

【制法】 共研细末。

【功用】 解毒燥湿，杀虫止痒。

【主治】 顽癣、干癣、湿癣、风癣等。

【按语】 凡癣皆因风毒邪热客于皮肤之间。此药祛风止痒，消毒却虫，故可治多种癣症。每用手搔患处，后以药搽上，日上二三次。本方只可外用，且斑蝥刺激性强，宜慎用。

27. 妙贴散

【组成】 明净硫黄（细末）一斤　荞面八两　白附子细末四两　白面八两

【制法】 上硫黄、荞面、白面三味，共合一处，用清水微拌，木器内压成片，单纸包裹，风中阴干，为极细末，用附子研匀，用染布青汁调敷。

【功用】 祛风痰，解毒杀虫。

【主治】 癣疥毒疮等症。

28. 瓜蒌散

【组成】 瓜蒌根一两　赤小豆一两

【制法】 共为细末，醋调敷患处。

【功用】 解毒利湿。

【主治】 癣疥毒疮等症。

【按语】 方中瓜蒌根即天花粉，可润肺养阴，消肿解毒；赤小豆清热解毒，利水消肿。二药合用，外涂疮肿可效，用于癣症，不知效果如何。

（三）治疮疡散方

1. 二白散

【组成】 大贝母一两　南星一两

【制法】 上为细末。

【功用】 化痰消肿，散结清热。

【主治】 专治痰核流注，结聚疙瘩，不红不作脓，行长行消，肉色不变。用姜汁调，频频敷贴，蜜水、鸡子清调敷。

43

【按语】 方中南星散血消肿，用于治阴证肿疡；贝母清化热痰，开结散郁，可用于治瘰疬痰核。

2. 阿魏化坚散

【组成】 阿魏五钱 朱砂五钱 血竭五钱 山羊血三钱 硼砂三钱 红花五钱 没药五钱 广郁金五钱 冰片八分 麝香八分 香附（生）五钱 旱三七三钱 白芷五钱 归尾五钱 川军五钱

【制法】 共研极细末，用黄酒调，不时温上。

【功用】 散结化坚，活血通络。

【主治】 痰核瘰疬。

【按语】 瘰疬一证，多因风火毒邪，结于颈项；或由肝气郁结，久而化火内燔；或肺肾阴虚，虚火灼津，痰火上升，结于颈项所致。临床可分急、慢二性，急者多为风热痰毒；慢者多为气郁虚损。其治疗大法，急者以清解热毒为主，佐以软坚散结；慢者以散结化坚活血为主，兼以补益。本方重在疏肝解郁，软坚化痰，组方颇有法度。

3. 活瘀化坚散

【组成】 赤芍三钱 大黄二钱 白芷二钱 石菖蒲三钱 川芎二钱 紫荆皮三钱 乳香二钱 没药二钱 红花二钱 防风三钱 独活二钱

【制法】 共为细末，用陈醋调敷。

【功用】 活血化坚，疏风通络。

【主治】 治颐部坚硬作痛已成发颐。

【按语】 此方为御医用于治四公主发颐所拟外用方。发颐即痄腮，由温毒外袭，郁于经络所致。用此方外敷，活血化坚，疏风通络，再内服和胃解毒之剂，而取效。

4. 乌金散

【组成】 小粉（炒黑）一两 五倍子五钱 大黄八钱

【制法】 上为细末，醋调搽患处。

【功用】 泻火溃坚活血。

【主治】 专治诸疮毒，脓已熟不用针刀，将此药敷贴，其疮自破。

5. 立效散

【组成】 石膏（煅）一两　青黛五钱　轻粉五钱

【制法】 共为细末。

【功用】 清热解毒，凉血敛疮。

【主治】 专治黄水疮，蜡油调搽患处。

【按语】 方中石膏清热生肌敛疮；青黛清热解毒凉血；轻粉解毒，外用有杀菌之功。

6. 白粉散

【组成】 轻粉一两　冰片五分

【制法】 共研细末。

【功用】 解毒敛疮，消肿止痛。

【主治】 此药专治月食疮、线儿疮、黄水疮、薄皮疮等。

【按语】 方中二药均可解毒杀菌，用于治各种疮肿。如有脓可干上，无脓水者香油调上。

7. 文蛤散

【组成】 文蛤（烧干）一个　高碱一两

【制法】 共为细末，用陈醋调敷肿处。

【功用】 软坚散结，祛痰消肿。

【主治】 痈疽诸毒，初起漫肿不作脓者，或毒热流聚，疮毒结肿，顽癣痔疮等症。

【按语】 此二药重在软坚散结祛痰，用于治阴疽痰核等症。

8. 消毒散

【组成】 盐水锭一两　硼砂三钱　冰片五分

【制法】 共研极细末。

【功用】 消肿止痛，消瘀退热凉血。

【主治】 丹毒热毒，无名肿毒。

【按语】 原方中说明，未成者敷之，已成者周围敷之，留中心毒顶易溃。每用药末，不拘多少，用茶卤调稀上患处，药

45

干时用茶卤勤扫，令热毒气出，其毒自解。

9. 榆矾散

【组成】 榆树白皮四两　大黄五钱　枯矾二钱五分　皮硝二钱五分

【制法】 上为细末，凉水调敷患处。

【功用】 泻火解毒，活血消肿。

【主治】 治痈疽未成脓者。

【按语】 方中大黄、皮硝泻火解毒，软坚润燥，活血消肿，枯矾解毒杀虫，现代药理研究证明此药对多种细菌有杀死或抑制作用。诸药合用，用于治疮肿效好。

10. 金刀散

【组成】 炼过松香净末七两　枯矾两半　生矾两半

【制法】 共研极细末，瓷罐收贮。

【功用】 解毒杀虫，消肿敛疮。

【主治】 治痈疽发背，诸般溃烂，棒毒金疮等症。

【按语】 此药为外科收敛之药，可脱腐生新。

11. 蛤粉散

【组成】 黄柏（炒）五钱　寒水石（煅）三钱　蛤粉二钱　轻粉一钱

【制法】 上为细末，凉开水调搽患处，一日二次。

【功用】 燥湿解毒，敛疮止痛。

【主治】 此药专治一切湿疮，初起如粟米，时时作痒，破时作痛，外因风邪，内因湿热，黄水淫浸等症。

【按语】 此药主治外科湿疮，方中黄柏苦寒，清热燥湿；寒水石、蛤粉、轻粉解毒杀虫，渗湿敛疮。

12. 金花散

【组成】 天花粉一两　黄连一两　黄芩一两　大黄一两　姜黄八钱　白芷五钱　南星五钱　白及五钱

【制法】 上为细末，蜜调，搽患处。

【功用】 清热解毒，祛风消肿。

【主治】 无名肿毒。

【按语】 方中黄连、黄芩、大黄解毒泻火，研究证明此三药的提取物均对多种细菌有抑制和杀死作用；天花粉、白芷、南星等有祛风化痰，消肿之功，故此药用于治疮肿有效。

13. 膏子药

【组成】 法夏四钱 白芷五钱 白芍四钱 白占二钱 脂油八两 银朱一两

【制法】 共为细末。

【功用】 消肿散结，化腐生肌。

【主治】 治一切疮汤溃后，不得正脓，调化上之，可以化腐生新。

14. 回阳拔毒散

【组成】 紫荆皮五钱 赤芍五钱 白芷五钱 黄柏四钱 石菖蒲五钱 独活五钱 姜黄四钱 川军六钱 茅苍术四钱 乳香三钱 没药三钱 青黛三钱

【制法】 共研细末，过罗，醋调上。

【功用】 解毒燥湿，活血通络。

【主治】 外科无名肿毒。

【按语】 此方用川军、紫荆皮、青黛等药解毒泻火；乳香、没药等活血通络，诸药合用，治疗疮肿当有效。

15. 糊疮方

【组成】 紫荆皮五钱 赤芍二钱 独活三钱 白芷一钱 石菖蒲一钱五分

【制法】 共为极细末，黄酒、凉水对半，大葱白子熬烂，米醋调敷。

【功用】 解毒消肿疗疮。

【主治】 外科无名肿毒。

【按语】 方中紫荆皮解毒疗疮；石菖蒲，《本经》谓主"痈疮"；赤芍、独活、白芷活血消肿，用于治外科痈肿当有效。

47

16. 铁箍散

【组成】 五倍子（炒）一两　生川乌六钱　雄黄六钱　白及六钱　芙蓉叶一两　生草乌六钱　生南星六钱　大黄一两　炒糯米二两

【制法】 共研细末。

【功用】 温阳散寒，消肿散结。

【主治】 无名肿毒，初起无头红肿，硬如石，乍寒乍热，疼痛难忍者。

【按语】 方中川乌、草乌辛热燥烈有毒，可散寒通阳，配合诸药主用治阴毒肿痛。此药用法，用陈醋调围患处，未成者可消，已成者亦能散毒出脓。又名诸毒围药。

17. 黄柏散

【组成】 黄柏一两　轻粉三钱

【制法】 共为细末，用猪胆汁调涂患处。

【功用】 解毒消肿，燥湿杀虫。

【主治】 臁疮湿毒及遍身热毒。

48

【按语】 此方又名玉液散，用麻油调敷亦可，用治黄水疮等症。

18. 五味散

【组成】 黄芩　黄柏　轻粉　青黛　侧柏各一钱

【制法】 共为细末，加冰片二分，红升丹一钱。

【功用】 解毒消肿，燥湿凉血。

【主治】 此药治湿毒流窜，皮肤生疮，瘙痒无度，破浸黄水。凡一切潮湿疮疖，缠绵不愈如秃疮、耳疮、鬼脸疮、漆疮、臁疮、风癣等症。

【按语】 此方又名上毒疮药。方中黄芩、黄柏、轻粉、青黛俱能解毒燥湿杀虫；青黛、侧柏又可凉血，合用可治脾经湿热发于头面、皮肤，患处有脓水浸淫。用此药干搽上，或用麻油、凉水调敷。

19. 三黄散

【组成】 黄芩三钱　黄柏三钱　大黄三钱

【制法】 共为极细末，用醋调敷患处。

【功用】 解毒泻火，燥湿消肿。

【主治】 一切疮毒热肿。

【按语】 三药均为苦寒泻火之品，可直挫火势。

20. 冲和膏

【组成】 紫荆皮　乳香　甘草　杭白芷　没药各等份

【制法】 共研极细面。

【功用】 清热除湿，活血化瘀。

【主治】 外治痈肿，内疗湿痹。

【按语】 此药清热除湿，活血化瘀，外用可治痈肿。凡疮痈之症，似溃非溃，介于半阴半阳者咸宜。此方与《外科正宗》冲和膏不同，无独活、赤芍、菖蒲，而用乳香、没药、甘草，除湿之力轻，而活血通络之力重。方中紫荆皮现代药理研究证明，对金黄色葡萄球菌和京科 68-1 病毒有抑制作用。此药对风寒湿痹、妇女闭经、疮癣痈肿等证均有一定的疗效。光绪帝用此方外涂治皮肤疮疡。

21. 消肿定痛散

【组成】 金果榄三钱　姜黄三钱　乳香一钱　没药一钱梅花片（另研后兑）四分

【制法】 共研极细面，过重罗后兑梅花片，用青茶卤调匀，温上患处。

【功用】 活血止痛，解毒消肿。

【主治】 疮痈肿毒诸症。

【按语】 痈肿，或因气滞，或因血瘀。本方以治血瘀为主。《内经》云："营气不从，逆于肉理，乃生痈肿。"方中用药偏于活血化瘀，温通营血，佐以冰片、橄榄者，是因为该痈肿属实证热证，用以清热止痛。此方乃御医杨际和、范绍相等为光绪皇帝所拟。

49

22. 八宝红灵散

【组成】 赤金二十张　冰片一钱　麝香一钱　朱砂（擂末水淘晒干）五钱　牙硝（生用即火硝）五钱　硼砂一钱　礞石（生用）一钱　雄黄三钱

【制法】 五月五日午时，共研极细面，收在瓷瓶内。

【功用】 清热解毒，镇静开窍。

【主治】 疮痈肿毒诸症，又治诸多瘟疫之症。

【按语】 本方药物均为金石矿类药物。雄黄、硼砂等药现代研究均有杀菌作用；麝香、冰片既可解毒消肿，又可通络止痛，诸药合用对疮痈肿毒当效。此药又能芳香祛秽，用治中暑、瘟毒等症。其制作选取端午之日，亦从民间端午避邪之俗。

23. 如意金黄散

【组成】 花粉七两五钱　白芷三两五钱　苍术一两五钱　大黄三两五钱　姜黄三两五钱　南星一两五钱　陈皮一两五钱　甘草一两五钱　厚朴一两五钱　黄柏三两

【制法】 共研细末。用茶清调敷肿处，或用葱汤同蜜搽之亦可。

【功用】 解毒燥湿，理气消肿。

【主治】 痈疽发背，诸般疔肿，跌扑损伤，湿痰流注，大头时肿，漆疮火丹，风热天泡，肌肤赤肿，干湿脚气，妇女乳痈，小儿丹毒等症。

【按语】 方中大黄、黄柏泻火解毒；花粉、白芷、苍术、南星清肿祛湿；陈皮、厚朴理气；姜黄破血行气，诸药合用，可用于治疗气血壅郁之疮肿。此药应用范围较广，凡外科一切顽恶肿毒，皆可用之。

24. 黄水疮药（一）

【组成】 官粉（煅）二两　松香二两　黄柏二两　枯矾一两五钱

【制法】 共研细末。

【功用】 解毒燥湿，杀虫止痛。

【主治】 脾经风湿，发于头面，常生小毒疮，如粟米大，破流黄水，浸淫溃烂，疼痒无休。

【按语】 黄水疮可用此药敷之，如稍干则用灯油调敷。

25. 黄水疮药（二）

【组成】 黄丹一两　五倍子一两　枯矾一钱五分　老松香一两

【制法】 共研细末。

【功用】 解毒燥湿，敛疮杀虫。

【主治】 黄水疮，证候与前方同。将此药用小磨香油调敷患处，如有脓水浸淫，则干渗上。

【按语】 此证初如粟米，痒而兼疼，破流黄水，浸淫成片，流处即生，由脾胃湿热，与风邪相搏而成，若不早治，则难速愈。其治疗方法则应以解毒燥湿、敛疮杀虫为原则。

26. 二味拔毒散

【组成】 白矾　雄黄各三钱

【制法】 上为细末。

【功用】 止痛，清热，化毒。

【主治】 蛇盘毒及无名肿毒。

【按语】 方中白矾可解毒杀虫，对多种细菌均有杀灭作用；雄黄有毒，可解毒杀虫，具有较强的杀菌、抗病毒作用。

27. 拔疔散

【组成】 食盐　枯矾　朱砂　硇砂各一钱

【制法】 研为细末。

【功用】 解毒疗疔。

【主治】 红线疔等，或恶心，疼痛掣骨，憎寒壮热，牵引麻木。

【按语】 原方中所载，此方用法，用竹刀刺破，将此药敷之。敷后若其肿痛更甚，少顷可平复。

28. 拔毒散（一）

【组成】 大黄一斤　黄柏八两　青黛二两　青茶二两　芙

蓉叶四两

【制法】 研为细末。

【功用】 拔毒消肿，止痛消瘀，退热凉血。

【主治】 丹毒热毒，无名肿毒。

【按语】 此药消毒散瘀功效较好，未成者敷之，已成者周围敷之，留中心毒顶，易溃匦脓。每用药末，不拘多少，茶卤调稀，上患处。药干时用茶卤勤扫，令热毒气出。

29. 加味拔毒散

【组成】 赤小豆二钱 雄黄五分 南星（生）一钱 白矾（生）二钱 贝母（去心）二钱

【制法】 共研极细末。

【功用】 消肿止痛，解毒散结。

【主治】 专治结核肿硬色不变者。

【按语】 方用南星、贝母祛痰散结；雄黄、白矾、赤小豆解毒杀虫消肿。其用法，用老醋调涂患处。

30. 如意拔毒散

【组成】 南星五钱 陈皮四钱 苍术三钱 姜黄七钱 甘草四钱 白芷五钱 天麻三钱 厚朴三钱 雄黄一钱 黄芩三钱 黄连三钱 潮脑三钱 黄柏五钱 大黄五钱

【制法】 研为细末，清茶调敷。

【功用】 退热消肿。

【主治】 无名肿毒。

31. 拔毒散（二）

【组成】 大黄三钱 青黛三钱 白及三钱 黄柏三钱 五倍子三钱 甘草六分 赤小豆三钱 芙蓉叶四钱 土贝母二钱 铜绿一钱 赤芍二钱

【制法】 研为细末。

【功用】 拔毒消肿，止痛消瘀，退热凉血。

【主治】 丹毒热毒，无名肿毒。

【按语】 此为拔毒散（一）方基础上加味，配方较大，照顾全面。用法亦与拔毒散（一）同。

32. 生肌散（一）

【组成】 京牛黄一钱　乳香三钱　珍珠一钱　龙骨（煅）二钱　孩儿茶二钱　没药三钱　轻粉一钱　冰片八分

【制法】 研为极细面。

【功用】 解毒活血，化腐生肌。

【主治】 疮痈溃破，久不收口。

33. 生肌散（二）

【组成】 象皮五钱　龙骨五钱　海螵蛸五钱　乳香五钱　没药五钱　血竭五钱　儿茶三钱　轻粉三钱　赤石脂一两　冰片六分　麝香六分

【制法】 共研为细末。

【功用】 解毒活血，化腐生肌。

【主治】 疮毒破后难以收口，或气血虚弱不能生肌，或失于调养敛而复溃者。

【按语】 宫中同名方有少儿茶、轻粉二味药者，但功用同。此药能去腐解毒，生肌长肉，其口易敛。原方所载忌羊肉、猪首及一切发物。

34. 生肌散（三）

【组成】 石决明（煅白透）一两　蛤粉（煅透）一两　龙骨（煅透）一两　滑石一两　儿茶一两　金果榄八钱　花粉八钱　白芷八钱　苍术八钱　黄柏一两

【制法】 共研极细末，过重罗，入冰片一钱，兑匀。

【功用】 解毒敛口，去腐生新。

【主治】 疮痈溃后，久不收口，肌肉生迟。

【按语】 方中多收涩敛疮燥湿之品，外用能化腐生新，解毒敛口。

35. 生肌散（四）

【组成】 白芷二钱　滑石二钱　白附子二钱　绿豆粉四两

【制法】 研为细末。

【功用】 解毒敛口，去腐生新。

【主治】 疮痈溃后，久不收口，肌肉生迟。

【按语】 上四方均系大内配方，功用稍有所偏，但总以解毒敛口、消肿止痛、去腐生新为主旨。

36. 加减生肌散

【组成】 黄柏八钱　儿茶八钱　滑石六钱　花粉八钱　珍珠三钱　琥珀三钱　东参三钱　龙骨（代糟煅）八钱　苍术五钱　白芷五钱　冰片二钱　麝香八分

【制法】 研为细末。

【功用】 解毒敛口，化腐生新。

【主治】 专治疮痈溃后，久不收口，肌肉生迟。

【按语】 方大量多力专，功用与前数方大致相同。

37. 生肌桃花散

【组成】 松香四两　铅粉四两　黄丹一两　枯矾一两

【制法】 研为细末。

【功用】 解毒敛口，化腐生新。

【主治】 诸顽疮不收口，及瘰疬有管不能消退。

【按语】 方中铅粉有解毒止痒，收敛生肌之功，其药理能直接杀灭细菌，抑制黏膜分泌。将此药掺于生肌膏贴上，或掺于疮口，其疮可愈。

38. 化腐生肌散

【组成】 灵药（煮过三次）二钱　轻粉二钱　冰片二分

【制法】 研为细末。

【功用】 化腐生肌。

【主治】 凡疮毒破后，脓水淋漓，脓烂腥臭，强肉紫黑，难于收口。

【按语】 原方称，用此散掺于生肌膏上贴之，其口即收，其肌易生，脓水自少，腐肉化为脓水而愈。

39. 生肌珍珠散

【组成】 珍珠（豆腐煮）二钱　轻粉六分　石膏一钱　冰

片一分二厘

【制法】 研为极细末。

【功用】 消肿止痛，生肌敛疮。

【主治】 专治痈疽溃后疮口不收者。

【按语】 此药用轻粉、冰片解毒杀虫；珍珠、石膏敛疮生肌，因此用此药敷之，以生肌收口。

40. 珍珠散（一）

【组成】 珍珠五分 人参一钱 龙骨一钱 乳香一钱 轻粉三钱 白赤脂三钱 石膏一两 冰片五分

【制法】 研为细末。

【功用】 解毒化疔，生肌排脓。

【主治】 大小诸般疮毒。

【按语】 此药有解毒化疔，长肉生肌，排脓渗湿，收毒水之功。方中又用人参益气以生肌，起扶正祛邪之妙用。用时不拘多少上患处。

41. 珍珠散（二）

【组成】 官粉八钱 珠子三钱 冰片八分

【制法】 研为细末。

【功用】 生肌止痛。

【主治】 一切疮毒溃破之后，腐肉不退，肌肉不生，毒气不尽，疼痛难忍者。

【按语】 用药敷于患处，可止痛生肌。如不止痛退腐，多属气血两亏，须服八珍汤，再上此药。

42. 珍珠散（三）

【组成】 石膏二两 轻粉四两 龙骨二两 海螵蛸二钱 冰片五分 石决明五钱 珍珠三分

【制法】 研为细末。

【功用】 解毒排脓，生肌敛疮。

【主治】 大小诸般疮毒。

【按语】 此药解毒化疔，长肉生肌，排脓祛湿，收毒敛口，兼能止痛。

43. 八宝珠子散

【组成】 珠子三钱 京牛黄一钱 青黛八分 人中白（三黄汤煅）四钱 儿茶一钱 石膏（煅）二钱 冰片八分 乳香一钱 薄荷八分 琥珀六分 血竭六分

【制法】 研为细末。

【功用】 清热解毒，活血止痛，化腐生肌。

【主治】 凡疮毒破后，脓水淋漓，脓烂腥臭，强肉紫黑，难于收口。

【按语】 原方称，用此散掺于生肌膏上贴之，其口即收，其肌易生，脓水自少，腐肉化为脓水而愈。

44. 白玉散

【组成】 潮脑一两 轻粉五钱 石膏六两 冰片一钱

【制法】 研为细末。

【功用】 解毒排脓，生肌化湿。

【主治】 诸般疮毒久不收口。

【按语】 此药排脓祛湿，化毒止痛，长肉生肌。

45. 渗湿散

【组成】 轻粉三钱 水飞滑石三两 雄黄三钱 生甘草三钱 冰片二分

【制法】 共研为极细末。

【功用】 解毒杀虫，渗湿敛疮。

【主治】 阴蚀症。

【按语】 方中轻粉、雄黄有毒，可解毒杀虫，现代研究证明对多种细菌均有杀死作用；滑石清热利湿，可渗湿敛疮。此药外敷可治疗阴蚀症。

46. 藜芦散

【组成】 藜芦一钱 雄黄四钱 冰片三分 杏仁二钱 水银一钱 别头二钱 轻粉一钱

【制法】 研为细末。

【功用】 解毒杀虫，敛疮止痛。

【主治】 阴蚀症。

【按语】 藜芦有杀毒虫作用，适用于疥癣秃疮等，《本经》谓："杀诸毒虫"。配以雄黄、轻粉等药重在解毒杀虫敛疮。宫中医案所载，当属治阴蚀外用方。"别头"似应为"鳖头"。

47. 化毒散

【组成】 冰片五分　儿茶八分　青黛五分　白硼砂五分　牛黄五分　黄连一钱　薄荷五分　花粉一钱　苍术五分　黄柏八分　甘草五分

【制法】 研为极细末，合黄玉膏敷于疙瘩上。

【功用】 清热解毒，燥湿起浆。

【主治】 痘内伏毒，啼号不已，经日不起，并痘后发疔，发痈，难以成浆。

【按语】 此方用冰片、儿茶、青黛、白硼砂、牛黄等解毒；黄连、黄芩、苍术解毒燥湿；薄荷辛凉透表，祛邪外出。诸药合用，解痘毒，燥湿邪，透邪外出。

48. 赛金化毒散

【组成】 乳香一钱　没药一钱　川贝一钱　雄黄一钱　黄连四钱　花粉四钱　赤芍四钱　大黄二钱　熟军二钱　甘草八分　冰片二分　牛黄二分　药珠二分

【制法】 研为细末。

【功用】 清热起浆，败毒。

【主治】 痘内伏毒，啼号不已，经日不起，并痘后发疔，发痈，难以成浆。

【按语】 小儿出痘，内有积热，烦躁不宁，六七日时，气血凝秘，平塌不起，结痂之后，余热未清，结成毒痘。此散清热起浆，内服外用均可，痘前痘后皆宜。痘有伏毒，经日不起之恶证，宜以胭脂膏调敷。

49. 加减赛金化毒散

【组成】 乳香（去油）五钱　没药五钱　川贝（炒）四钱

黄连二钱　花粉四钱　甘草（生）一钱五分　川绵纹（炒）四钱　冰片六分　牛黄八分　珠子一钱　儿茶四钱　血竭四钱龙骨（煅）四钱

【制法】　研为极细末，过重绢罗。

【功用】　清热败毒，起浆退痘。

【主治】　痘内伏毒，啼号不已，经日不起，并痘后发疗，发痈，难以成浆。

【按语】　此方主治功用大致同于前方。

50. 化腐灵应散

【组成】　红升一两　轻粉四钱　血竭四分　冰片四分　珍珠一分　麝香五厘

【制法】　研为细末。

【功用】　解毒化腐，祛瘀止痛。

【主治】　痘毒湿流脓水，证势疲缓。

【按语】　此方为治同治皇帝痘病（天花）方。用于痘毒尚留于局部，腰间溃口小而红淡，湿流脓水，证势疲缓。

51. 清毒止血散

【组成】　京牛黄五分　珍珠五分　血竭五分　云连一钱旱三七五分　乳香七分　没药七分　冰片二分

【制法】　研为极细面。

【功用】　清热解毒，祛瘀止血。

【主治】　水痘日久，溃脓微稀者。

【按语】　此方为治同治皇帝痘病方。用于痘毒尚留于局部，毒攻肺胃，正气日渐消耗者。

52. 紫金化毒散

【组成】　大戟二两　光茨菇二两　千金子二两　文蛤一两朱砂五钱　雄黄五钱　草河车二两　麝香五分

【制法】　研为细末。

【功用】　攻毒消肿，化腐生肌。

【主治】　痈疽发背，无名恶疮，漫肿无头，平塌不起，日久不溃，溃而不敛，疼痛难禁；并治大麻风，杨梅，诸般恶疮。

【按语】 此药用法，未溃者用陈醋调敷，可消肿止痛；已溃者，擦净脓血，将药撒上，化腐生肌收口，内服外用均可。

53. 类圣散

【组成】 草乌（火煨）五钱 川乌（煨）五钱 苍术（米泔浸，炒）五钱 细辛五钱 白芷五钱 百合五钱 防风五钱 甘草五钱

【制法】 研为极细末，鸡子清调，贴患处，留顶，上盖纸，一日换二次。

【功用】 疏风行气，通经止痛，消肿散结。

【主治】 疮痈肿毒诸症。

【按语】 此方用草乌、川乌、细辛等辛温燥烈之品，温阳通经，消肿散结；白芷、防风祛风止痛。诸药合用温通之力较强，主要治疗阴证痈肿。

54. 散火止痛敷药方

【组成】 荆芥穗四钱 薄荷二钱 僵蚕三钱 夏枯草四钱 青皮三钱 桔梗三钱 牙皂一钱 重楼金钱三钱

【制法】 研为极细末，茶卤兑蜜少许调敷。

【功用】 疏风理气，解毒通络。

【主治】 疮痈肿毒诸症。

【按语】 方中荆芥穗、薄荷、僵蚕疏风散邪；夏枯草、牙皂解毒散结；青皮、桔梗理气。诸药合用主治疮痈肿毒初起。

55. 烫火药

【组成】 寒水石五钱 黄丹五钱 大黄二两

【制法】 共研细末。

【功用】 泻火解毒，敛疮。

【主治】 火疮热毒，肿痛溃烂，皮肉不能收敛者。

【按语】 此药泻火解毒作用较强。此药用法，用浓茶卤调药敷患处，干则再上。

56. 神效汤火药

【组成】 川连一两　大黄一两　黄柏一两　寒水石一两

【制法】 共研细末。

【功用】 泻火解毒，消肿止痛。

【主治】 专治烫火伤，诸般火疮热毒，溃烂脓水不干，皮肉不能收敛者。

【按语】 此方在上方基础上加黄连、黄柏，加强解毒燥湿之功。其用法，每用小磨香油调药敷患处，干则再上。

57. 保生救苦散

【组成】 寒水石　大黄　滑石　黄柏各等份

【制法】 共研细末，香油调涂患处。

【功用】 清热解毒，止痛生肌。

【主治】 汤烫火伤。

58. 外敷麻药

【组成】 川乌尖五钱　草乌尖五钱　蟾酥四钱　胡椒一两生南星五钱　生半夏五钱

【制法】 共研细末（一方加荜茇五钱，一方加细辛一两）。

【功用】 局部麻醉止痛。

【主治】 诸痛较甚者，或割疮之前用以麻醉。

【按语】 此方是外用麻药。方中川乌、草乌中的有效成分乌头碱具有较强的镇痛作用；蟾酥可使黏膜感觉神经麻痹，有局部麻醉止痛作用；另配诸药，具有较好的镇痛作用。

（四）治外伤散剂

1. 刀疮散

【组成】 白及　龙骨各等份

【制法】 共研细末。

【功用】 止血，收口止痛。

【主治】 专治金疮流血不止。

【按语】 白及具有较好的止血作用，合龙骨，敷患处，治外伤出血当有效。

60

2. 止血散

【组成】 水獭毛（将皮向上，毛朝下，以火烤毛焦，以刀刮下毛灰，再烤再刮）二两　红花一两

【制法】 共研细末。

【功用】 止血活血。

【主治】 金疮流血不止。

【按语】 此方有活血止血之功，可收血止而不留瘀之效。

3. 铁扇散

【组成】 象皮五两　龙骨五两　松香十两　飞矾十两　老松香十两　寸白香十两

【制法】 共研细末。

【功用】 止血，活络，止痛。

【主治】 跌打损伤，或瘀血凝滞，刀伤出血。

【按语】 用此散外敷，无论出血或跌打瘀血均可。

4. 金疮铁扇散

【组成】 象皮五两　龙骨五两　松皮十两　飞矾十两　柏香十两　陈石灰十两

【制法】 共研极细末。

【功用】 止血，活络，止痛。

【主治】 跌打损伤，或瘀血凝滞，刀伤出血。

【按语】 此方传于军中，刀疮箭伤，用此散敷之。

5. 跌打损伤神效方

【组成】 白附子二十两　白芷　天麻　生南星　防风　羌活各一两

【制法】 共研极细末。

【功用】 祛痰疏风，消肿止痛。

【主治】 跌打损伤。

【按语】 此方重在疏风消肿止痛，对跌打损伤效好。此药可敷破处，未破者水调上，重者并服数钱。

61

6. 五虎丹

【组成】 当归　防风　白芷　南星　红花各一两六钱　没药（去油）一两　乳香一两

【制法】 共研细末。

【功用】 活血通络，祛风止痛。

【主治】 专治跌扑损伤，经络血瘀，皮肉损伤，破流鲜血，受风作肿，疼痛不止。

【按语】 方中防风、白芷、南星祛风止痛；当归、红花、乳香、没药活血止痛。故此药主治一切血脉不通，周身筋聚，肉色青紫，胀痛不已等症。用此药面二三钱，未破处用茶卤调敷，已破处干上。

7. 万应麻黄散

【组成】 马钱子一两　麻黄一两　乳香一两　没药一两

【制法】 共研细末。见血干上，青肿者烧酒调上，治肿毒用陈醋调上。

【功用】 通络散结，消肿止痛。

【主治】 跌打损伤，刀伤、箭伤及肿毒。

【按语】 方中马钱子有大毒，可通经络，散结肿，止痛，现代研究证明，此药中的有效成分士的宁可兴奋中枢神经系统，大量可引起惊厥。本方配以麻黄发散；乳香、没药活血通络止痛，故此方有通络活血、散结止痛之效。此散有毒，虽方中介绍有内服法，但一般不宜用，原方称："此散力量甚大，每服不可过九分，否则为祸不少。如伤久气虚，即有自汗、盗汗、遗精等症并孕妇，均不可服，只可外用。"

8. 九分散方

【组成】 乳香　没药　麻黄　马钱子　自然铜　土鳖虫各四两

【制法】 共研细末。

【功用】 通络散结，消肿止痛。

【主治】 专治跌打损伤，从高坠下，筋骨折断，瘀血肿痛，皮肉损伤，刑伤棒伤，车碰马踏，闪腰叉气，强力努伤，停留瘀血，筋聚肉肿，皮色青紫，红肿不消。

【按语】 此药为上方加味，功效、应用、注意事项亦相同。一切外伤皮肉筋骨，未破已破，用白酒敷之。

9. 七厘散（一）

【组成】 朱砂一钱二分　乳香钱半　没药钱半　红花钱半血竭一两　儿茶二钱　麝香一分二厘　冰片一分二厘

【制法】 共研细末，收贮瓷瓶，黄蜡封口，以五月五日修合，久贮更妙。

【功用】 定痛止血，通络散瘀。

【主治】 专治跌打损伤，坠车落马，筋骨折断，瘀血肿痛，皮肉损伤，疼痛难忍。

【按语】 原方称为伤损第一要药。用于金疮重伤，血流不止，急用此药干渗，定痛止血，再将药七厘用白酒冲服。伤轻者，不用内服，只须外敷即可。内服时不可多服，故以七厘为名。孕妇禁服。

10. 七厘散（二）

【组成】 朱砂末一两　乳香二两五钱　没药一两五钱　藏红花一两五钱　血竭二两　儿茶二两　麝香二钱　冰片一钱三七二两　生军二两　桃仁一两五钱　归尾一两五钱　猴姜一两　土鳖虫八钱　自然铜四钱　雄黄一两五钱

【制法】 共研细末。

【功用】 定痛止血，通络散瘀。

【主治】 专治跌打损伤，坠车落马，瘀血肿痛，枪棒损伤，疼痛难忍。

【按语】 与上方功效主治大致相同。凡一切外伤皮肉筋骨，量受伤轻重，内服每服一钱，黄酒下；外用白酒敷之，可收散瘀止痛之效。

11. 花蕊石散

【组成】 白芷二两　苏木二两　花蕊石五两　寸香二两

63

乳香二两　细辛二两　没药二两　草乌二两　厚朴二两　降香二两　檀香二两　当归二两　紫苏二两　羌活二两　南星二两轻粉二两

【制法】　共研细末。

【功用】　疏风止痛，活血消肿。

【主治】　专治跌打损伤，坠车落马，瘀血肿痛，枪棒损伤，疼痛难忍。

【按语】　外用白酒调敷，有散瘀止痛之效。

（五）其他散方

1. 乳香敷方*

【组成】　炒乳香一两

【制法】　研细面，烧酒调敷患处。

【功用】　活血通络，止痛。

【主治】　筋脉痹痛。

【按语】　此方用一味乳香炒研，用烧酒调敷，加强其温通活络之功。

2. 清凉散

【组成】　炉甘石二两　五倍子一钱　硼砂三钱　熊胆一钱虾蟆草一钱　京牛黄二钱　朱砂四分　冰片二钱　珠子二钱

【制法】　共研细末。

【功用】　清热解毒，燥湿收口。

【主治】　痔漏。

【按语】　痔漏因系积湿热所致，或过食肥炙厚味，或负重竭力，气血纵横，经络交错，或酒色过度，湿热瘀血流注肛门，俱能发痔。久不得愈，而成穿肠漏。此药消肿止痛，清热凉血败毒，兼能敛疮收口，故可治痔漏。宜外用芝麻酱调敷患处。

3. 加味清凉散

【组成】　五倍子一钱　硼砂二钱　熊胆一钱　虾蟆草一钱京牛黄一钱　朱砂四钱　冰片一钱五分　珠子七分　海螵蛸一钱　象牙屑一钱　红枣炭一钱　炉甘石二两　白及一钱

【制法】 共研细末。

【功用】 清热解毒，燥湿收口。

【主治】 痔漏。

【按语】 此药在上方基础之上加味而成，其功用主治大致相同。

4. 治体气药方

【组成】 枯矾一两二钱 海螵蛸五钱 密陀僧（火煅童便浸淬）二两

【制法】 用童便一碗，将密陀僧煅，入童便浸淬不计遍数，以便尽为度。上各药共研细末，每用少许，干则用唾津调搽，湿则干涂之。

【功用】 收涩消肿。

【主治】 体气不和，风湿袭入腠理，以致或白或紫，不疼不痒。

5. 足跟痛便方

【组成】 食盐少许

【制法】 研细末。

【功用】 益肾活络。

【主治】 足跟痛。

【按语】 盐可入肾，研为细末，用少许轻轻擦之，擦后温水洗，以益肾活络，此方简便，可以一试。

6. 贴头痛散

【组成】 白芷三钱 川芎三钱 大黄三钱 牙皂三钱 干蝎尾一钱 冰片一分

【制法】 共研极细末，青茶卤调敷，摊布贴之。

【功用】 祛风活血，通络止痛。

【主治】 头痛。

7. 八宝红灵丹

【组成】 朱砂五钱 硼砂五钱 冰片一钱 麝香一钱 青礞石一钱 雄黄三钱 火硝二钱 大赤金三十张

【制法】 共研细末，装瓷瓶内封固。

【功用】 解毒辟秽，祛痰消肿。

【主治】

(1) 火眼，用少许点眼角，男左女右。单日、间日疟发三四次后，未来一时许，放药五厘于脐内，盖金不换膏，再将药少许，撒膏药上，贴脊骨第三节间。

(2) 痢疾，将药放脐内，用暖脐膏贴之。

(3) 发背疗疮初起，以醋调敷；溃后搽上，能祛腐生肌。

(4) 疮毒发背等症，将药放硇砂膏药上，贴之。

(5) 蛇头疗，用鸡蛋敲一孔，入药五厘，套指上。

(6) 喉内生蛾，水末不下，将药吹入喉内；舌痛牙痛，用药擦上；汤烫火烧，用药擦患处，如未破，用香油调敷。

(7) 将此药带在身上，可防染瘟疫时疾。

【按语】 本药可内服治脚麻肚痛、吐泻、中暑、中风、温病等，不详列。原方指出"切忌生姜，孕妇勿服"。

二、药膏方

1. 黄连膏

【组成】 麻油半斤 熟猪油半斤 大黄四两 黄蜡（净）四两 黄连二两 韶脑五钱 冰片一钱

【制法】 先将麻油炸黄连、大黄，炸透去渣，下熟猪油、黄蜡搅匀，离火再下韶脑、冰片末，再搅成膏。

【功用】 清热泻火，解毒消肿。

【主治】 疮痈肿毒。

【按语】 方中大黄、黄连等药解毒泻火，用治各种热疮肿毒。诸药炼制成膏，用时用微火烤黏，外贴。

2. 清热除湿祛风膏

【组成】 黄连二钱 黄柏三钱 小生地三钱 浮萍草三钱 白芷三钱 防风三钱 当归尾三钱 白鲜皮二钱 白及二钱

僵蚕（炒）二钱　梅花片（另研后兑）三分

【制法】　共研粗渣，水煎，滤去渣，再熬浓汁，搽之。

【功用】　清热除湿祛风。

【主治】　专治脾经湿热所致唇风、茧唇、唇肿等。

【按语】　唇风、茧唇和唇肿均属常见，脾经湿热者多。此方为光绪四年太医所拟。外用方便，若再稍佐牛黄，其定痛消炎之功或可增强。

3. 面药捣膏方

【组成】　大风子肉六钱　枯矾三钱　青黛三钱　雄黄二钱樟脑二钱　蛤粉三钱

【制法】　共为细末，加去皮核桃仁四钱、食盐四钱，用猪油捣膏。

【功用】　清热燥湿解毒。

【主治】　皮肤瘙痒。

【按语】　此药为光绪年间御医为慈禧太后所配，以大风子为主药，此方具有清热解毒燥湿之功，现代药理研究发现，大风子水浸剂对小芽胞癣菌有抑制作用。此方对癣及神经性皮炎等当有效。

4. 面药捣膏又方

【组成】　大枫子肉六钱　枯矾二钱　雄黄二钱　樟脑二钱蛤粉三钱　风化硝三钱　密陀僧三钱　食盐二钱

【制法】　共为细末，用猪油捣膏。

【功用】　清热燥湿解毒。

【主治】　皮肤瘙痒。

【按语】　此药为光绪年间御医为慈禧太后所配，以大枫子为主药，引人注目的是本方较前方加用密陀僧及食盐。研究证明，密陀僧对多种癣菌均有不同程度的抑制作用，外用可以减轻炎症，推测仍属治瘙痒性皮肤病之方。但此方用于治西太后何种皮肤病尚不清楚。

5. 清润黄连膏

【组成】 黄连一钱五分 当归尾三钱 生地三钱 黄柏三钱 姜黄片二钱 生石膏二钱 薄荷一钱

【制法】 水煎去渣，兑冰片二分，少兑炼蜜为膏。

【功用】 清热解毒，消疮散风。

【主治】 诸疮痒肿。

【按语】 宫中此方实为《医宗金鉴》黄连膏加味。原方用于治鼻窍生疮。干燥疼痛，皮肤风毒疹痒等症，效果甚好。加入石膏清肺胃之热，薄荷散头目之风，合以成膏外涂患处，清热解毒消疮散风之力更强。此方为御医庄守和所拟。

6. 贴头止痛方

【组成】 荆芥穗二钱五分 穿山甲（炒）一钱五分 白芷二钱五分 蝼蛄一钱五分 干蝎（去毒）一钱 土鳖虫一钱 牙皂一钱五分 冰片（后兑）三分 僵蚕一钱 南薄荷五分

【制法】 共研极细面，用蜂蜜调匀，摊于布面上，贴两太阳穴。

【功用】 疏风通络，活血止痛。

【主治】 头痛、头风。

【按语】 据光绪三十年前后的《起居注》称：头痛头晕为未戴小帽所致，可知其头痛头风是因受风寒所致。治疗除内服药外，用此药贴太阳穴处。但方中甲介虫类药颇多，当注意对皮肤是否有刺激作用。

7. 面药方

【组成】 夏枯草 僵蚕 羌活 海藻 白芷各一钱

【制法】 各等分为末，入冰片少许，蜜调成膏，摊于油布上贴之。

【功用】 祛风消肿，活络散结。

【主治】 皮肤疮疡。

【按语】 此药调膏薄贴为光绪帝皮肤疮疡而设。白芷有排脓、消肿、止痛之功，为外科要药。其味芳香，富含油脂，《本经》谓其"长肌肤，润泽，可作面脂。"古方润面嫩肤方中常用。海藻除消坚散结外，其水浸剂对皮肤真菌也有一定的抑制作用。本方宜用于风热疮疡之证。

8. 竹叶膏

【组成】 生竹叶（去梗净）一斤　生姜四两　净白盐六两

【制法】 将生竹叶熬出浓汁，再将姜捣汁同煎，沥渣，将盐同煎，干敷之。

【功用】 清热渗湿。

【主治】 皮肤湿热疮疡及牙痛。

【按语】 此为宫中秘方。竹叶体轻气薄，味甘而淡，性寒，方书谓其凉心缓脾，清痰止渴，属清利之品。古方竹叶石膏汤、导赤散并皆用之。竹叶分鲜竹叶和淡竹叶两种，都能清心除烦利小便，但鲜竹叶清心热力大，且能凉胃，多用于上焦风热；淡竹叶渗湿泄热为优，研究证明对金黄色葡萄球菌等有一定的抑制作用。此方用生姜汁同煎，意在辛能散结，助竹叶清热渗湿。

9. 清热和血化毒膏

【组成】 乳香五分　苍耳子五分　甘草五分　冰片少许

【制法】 加入黄连膏二钱，共捣烂和膏。

【功用】 清热解毒，和血祛风。

【主治】 皮肤疮疡。

【按语】 本方用黄连清热，乳香和血，而苍耳子功能祛风化湿，内服外用可治疗皮肤痒疹及麻风等病，民间用此捣烂治湿毒疮疡及蜂刺虫咬，说明此药有解毒之功。以药测证，本方当为光绪皇帝皮肤疮疡而设，不作鼻渊之用。

10. 消肿活瘀膏

【组成】 鸡血藤膏三分　麝香三分　穿山甲二分　第一仙丹三分　金果榄二分

【制法】 共研细面，过绢罗，兑蜂蜜和膏，敷患处。

【功用】 活血化瘀，清热消肿。

【主治】 结肿痰核。

【按语】 据宫内医案记载推断，御医赵文魁所拟此方，当是光绪二十九年制方，此时光绪帝可能患"腰椎结核病"已很严重，此方亦只能治其标症而已。

11. 白玉膏（一）

【组成】 象皮三钱 川椒三钱 白及三钱 龙骨三钱 官粉四两 白占四两

【制法】 用香油十二两，煎去渣，入鸡子清三个，熬成膏。

【功用】 生肌敛疮，解毒止痛。

【主治】 诸般疮疡、结毒、粉毒、疳蚀、臁疮、痈疽、顽疮、疔黑紫腐，久不收口。

【按语】 此方有长肉生肌收口之功。每用少许，摊黑膏药中心，或摊净棉上，贴患处。

12. 白玉膏（二）

【组成】 定儿粉一两 黄蜡一两五钱 香油四两 硼砂二钱 好冰片五钱

【制法】 共熬成膏。

【功用】 解毒消肿止痛。

【主治】 诸般疮疡、结毒、粉毒、痈疽、顽疮、诸般疔毒，久不收口。

【按语】 此方亦有长肉生肌收口之功，又能消肿止痛。

13. 白玉膏（三）

【组成】 轻粉一两 杭粉一两 白及五钱 白蔹五钱 白芷五钱 樟冰二钱 白蜡五钱

【制法】 共研极细末，用公猪油五两，同白蜡化开，入诸药末和匀成膏。

【功用】 解毒消肿止痛。

【主治】 诸般疮疡、结毒、粉毒、痈疽、顽疮、诸般疔毒紫腐，久不收口，并敷冻疮。

【按语】 此方与上方功用主治大致相同，能去腐长肉生肌。

倘老年气血虚者，服十全大补汤两副助之更妙。

14. 牙宣白玉膏

【组成】 龙骨五钱　冰片五分　麝香五分

【制法】 将药研末，入白蜡六钱搅匀，用白绵纸刷之。

【功用】 清热消肿止痛。

【主治】 胃热火盛，牙齿疼痛；或肿胀浮起，疼痛不能饮食者。

【按语】 方中龙骨，《本草纲目》谓："生肌敛疮"；冰片清热止痛，现代研究证明对多种细菌有抑制作用；麝香消肿止痛，能通行十二经，行经通络。每用时以此膏贴牙上，次早揭去。

15. 红玉膏（一）

【组成】 当归一两　红花三两　赤芍三钱　白及三钱　白芷三钱　防风三钱

【制法】 用香油一斤，同上药共煎，煎枯去渣，入黄蜡二两，再入银珠一两，乳香五钱。

【功用】 活血通络，祛风定痛。

【主治】 疮肿结毒。

16. 生肌玉红膏（一）

【组成】 白及二钱　白蔹二钱　当归二钱　黄丹三钱　乳香三钱　没药三钱　血竭三钱　儿茶三钱　紫草一两

【制法】 用香油一斤，熬枯去渣，入黄蜡成膏。

【功用】 化腐生肌，活血通络。

【主治】 痈疽发背，诸般溃烂棒毒等疮。

【按语】 原方中说明，先用甘草汤，或猪蹄汤淋洗患处，拭净，用物挑膏，于掌中捺化，遍涂疮上，外以生肌膏盖之，内兼服补剂，其腐自脱，新肉即生，疮口易敛。

17. 生肌玉红膏（二）

【组成】 白芷二钱半　甘草六钱　当归一两　血竭二钱　轻粉二钱　紫草一两　白蜡三两　银珠一两　乳香二钱　没药二钱

71

【制法】 用香油一斤，将白芷、甘草、紫草、当归四味，入油浸三日，熬枯去渣，入血竭、轻粉、银珠、乳香、没药末，收之成膏。

【功用】 化腐生肌，活血通络。

【主治】 诸般恶疔疮毒。

【按语】 原方中说明，用此药去腐不用刀针挖取，止痛尤良，生肌长肉，疮浅者十四日愈，深者疮迟愈三五日。倘遇年老气弱虚者，服十全大补汤，一二剂助之更效。

18. 黄玉膏

【组成】 脂油四两　黄蜡一两　白蜡五钱　乳香一钱　没药一两　黄柏（为极细末）五钱　潮脑一钱　冰片一钱

【制法】 先将脂油化开，再入蜡与乳没，熔化。少顷离火，下黄柏、潮脑、冰片，搅匀成膏，罐内收藏。

【功用】 清热解毒，消肿定痛，化腐生肌。

【主治】 专贴一切诸般疮毒，其色紫黑肿痛，腐烂不愈，或不生脓，或不收口，疼痛不止。

【按语】 此主治诸证皆毒盛火盛之所致。治以清热解毒，化瘀活血，消肿定痛，化腐生肌。每用少许，摊黑膏药中心，或摊净棉纸上，贴患处，当有效。

19. 加味黄玉膏

【组成】 乳香二钱　黄柏三钱　川黄连一钱　白僵蚕三钱　香白芷三钱　槐枝三钱　白鲜皮三钱　生草一钱五分

【制法】 共以香油三两，脂油四两，将药炸枯，滤去药渣，兑猪胆汁三钱，熬化，再入梅花冰片八分，共合为膏。

【功用】 清热解毒，燥湿止痒。

【主治】 痘疮，皮肤疮疡。

【按语】 黄玉膏不见一般方书，此为宫中秘方。同治十三年十一月十五日，正是同治皇帝天花喜差之时，此膏恐专为痘疮所拟，故以清热燥湿，解毒止痒之药成方。后移治西太后皮肤疮疡，亦当有效。

72

20. 墨玉膏方

【组成】 全当归三钱　白丁香二钱　苍术三钱　红花二钱
乳香面三钱　没药面三钱　血竭面二钱　香油半斤　官粉二厘
白烛四两　素烛油四两

【制法】 先将香油入锅中熬药，渣枯去渣，后将药面、锭
儿粉、素烛油、白烛同入锅内，熬至其色黑为度成膏。

【功用】 活血通络，解毒消肿。

【主治】 专治一切无名肿毒，未破已破者俱效。或湿毒疙
瘩；或暑毒疙瘩；或臁疮脚气，脚缝作痒作痛，浸水难以着地
者；或妇人乳疮已破；或小儿胎毒，痘后余毒等症。

【按语】 方中当归、红花、乳香、没药、血竭等药活血散
瘀止痛，止血敛疮生肌；丁香煎剂对多种细菌、真菌等均有抑
制或杀灭作用；苍术燥湿消肿。此药上之，先能止痛，后能化
毒生肌。

21. 绿蜡膏

【组成】 黄蜡六钱　白蜡四钱　铜绿五钱　香油二两

【制法】 熬膏收之。

【功用】 生肌止痛。

【主治】 已破疮疡肿毒，日久不愈。

22. 绿膏药

【组成】 松香（入葱管内煮两日夜，冰水扯拔，去葱不用，
共七次为度）一斤　铜绿四两　香油四两

【制法】 以此熬膏，离火加冰片二三厘。

【功用】 生肌祛腐，清热止痛。

【主治】 顽疮、杖疮，一切无名肿毒，未成已破者。

【按语】 此方又名紫霞膏，不论已成未破，皆可贴之。

23. 绿云膏

【组成】 香油（用麻仁四十九粒入油，熬枯去麻仁，滤净
贴之不疼）三两　松香（入葱管煮拔七次为度）八两　铜绿
（研细）二两　大猪胆汁三个

73

【制法】 先将松香入油熔化，再下各药，熬匀，捣千余下，放水中，用手扯拔，愈扯愈绿，收之。

【功用】 拔脓散毒，消肿止痛。

【主治】 无名肿毒，疔疮已破等证。

24. 摩风膏

【组成】 麻黄五钱　羌活一两　升麻二钱　白檀香一钱　白及一钱　防风一钱　归身一钱

【制法】 香油五两，泡药五日，慢火熬去渣，滤净，加黄蜡五钱收之。

【功用】 祛风散邪，消肿止痒。

【主治】 面上或身上风热浮肿，痒如虫行，肌肤干燥，时起白屑，次后极痒，抓破时流黄水，或破烂见血，疼痛难堪。

【按语】 方用麻黄、羌活、升麻、防风祛风止痒，升阳散邪；白及收敛止血，消肿生肌；檀香，陶弘景云："消风肿"。诸药合用，对风热浮肿瘙痒有效。

25. 夹纸膏

【组成】 狼毒二两　生南星二两　广胶四两

【制法】 用广胶熬水，将药面入胶内搅匀，刷三合油纸上，晾干。

【功用】 解毒止痒。

【主治】 皮肤疮肿疼痛，日流黄水，瘙痒不已，难于收敛者；或夏月蚊虫咬破，指甲搔去油皮，疼痛难忍者。

26. 小儿秃疮油药

【组成】 马钱子四十九个　轻粉五钱

【制法】 用香油十两，马钱子熬枯去渣，用轻粉收之。

【功用】 解毒消肿，通经止痛。

【主治】 小儿头疮，秃疮，胎毒风热，搔痒成疮，脓水不止者。

【按语】 马钱子，大毒，通经络，消结肿，止痛。研究证明对多种细菌、真菌有抑制作用；轻粉解毒杀虫，有杀菌作用。

74

此药调敷患处，当有解毒消肿止痛之效。

27. 敛疮秃疮细药

【组成】 白芷 大黄 巴豆霜 白矾 火麻仁（炒） 诃子肉（煨）各四钱

【制法】 鸡子二个，香油一斤，入药熬枯去渣，滤净，入松香五钱。

【功用】 解毒消肿，敛疮渗湿。

【主治】 头疮、胎毒、风热痒疮，脓水不止，或定白痂者。

【按语】 方中巴豆霜可疗疮毒，蚀腐肉，外贴皮肤，能腐蚀皮肤，使其溃破。用此药搽之，有清热解毒，消肿止痛，渗湿敛疮之效。

28. 三妙膏

【组成】 当归一两 川芎一两 白芷一两 白蔹一两 木鳖子一两 蓖麻子一两 元参一两 苍术一两 茯苓二两 没药二两 当归二两 黄柏二两 鹿角五钱 阿胶五钱 红花三钱 砂仁三钱 茴香三钱 锁阳三钱 益母草四两 黄芩二两

【制法】 共研细末，炼蜜为丸。

【功用】 清热燥湿解毒，散结通络，活血止痛，兼能扶正托毒。

【主治】 无名肿毒，痈疽发背，对口疔疮，湿痰流注，杨梅结毒，瘰疬马刀，妇人乳痈，小儿丹毒，烫火烧灼，蝎螫蜂刺，金刃所伤，出血不止；或跌扑打损，疼痛难禁；或风寒湿气，入人经络，以致骨痛筋挛；或湿热横入经脉，闪腰岔气，动举难伸；或大人小儿五积六聚；或男妇痞块癥瘕。

【按语】 此药补消兼施，托毒排脓，消肿溃坚，可用治疮肿初、中、末三期。此膏贴上，未成可消。已成即溃，溃后则敛，故名三妙。

29. 灵异膏（一）

【组成】 甘草二两 香油一斤 脂油四两 黄蜡四两 郁金四两 生地四两

【制法】 用香油与甘草同熬枯去渣，加脂油、黄蜡，再熬，加郁金、生地。

【功用】 清热解毒，凉血消肿。

【主治】 一切疮疡，如打伤皮肉溃烂而成疮者等。

30. 老鹳草膏

【组成】 老鹳草十六两　当归四两　白鲜皮二两　川芎二两　红花一两

【制法】 用水煎透，炼蜜成膏。

【功用】 祛风除湿，活血通络。

【主治】 男妇一切风湿之症，筋骨不舒，手足疼痛，皮肤作痒。

【按语】 方中老鹳草为主药，其功用祛风除湿，活血通络，主治风湿痹痛，跌打损伤。合诸药，通经络，活血脉，用之或熬水熏洗，或合丸药入汤剂，或调入酒内服之则可。

31. 夏枯草膏

【组成】 南夏枯草十斤　土贝母一斤　香附一斤

【制法】 熬成膏，白蜜收之。

【功用】 祛痰散结，行气活络。

【主治】 寒热往来，瘰疬鼠疮，脖项肿硬，腿脚湿痹，一切瘿瘤气结。

【按语】 方中夏枯草为主药，此药可散郁结，现代研究证明对多种细菌及真菌都有抑制作用。此药可入煎药内调服，可摊纸上贴患处，或和丸药内服。

32. 瘰疬千捶膏

【组成】 松香一斤　乳香七钱五分　没药七钱五分　杏仁六十六个　麝香一分　轻粉一钱五分　天麻一两　阿魏二钱　铜绿七钱五分

【制法】 共研细，捣成膏。

【功用】 散结通络，拔毒祛痰。

【主治】 瘰疬痰核。

【按语】 此病起于少阳一经，因风因热，日久流注，以致气血两虚，怀抱抑郁，饮食少思，或日晡发热，或溃而不敛。用此膏贴之，善能拔毒消肿，通络散结，敛脓生肌，故治瘰疬有效。患者应戒忿怒、忧思，忌烟、酒、厚味等物。

33. 千捶膏

【组成】 乳香三钱 没药三钱 松香三钱 儿茶三钱 铜绿三钱 蓖麻子一两

【制法】 用公猪板油，合一处，捣千余下，成膏。

【功用】 拔毒消肿，敛疮生肌。

【主治】 瘰疬痰核。

【按语】 此膏散结通络之力较前方强，功用主治大致相同。

34. 吕祖一枝梅

【组成】 雄黄五钱 朱砂三分 五灵脂三钱 麝香三分 银珠二钱五分 蓖麻仁五分 巴豆仁（不去油）五钱

【制法】 各研细末，于端午日，净室，中午时共研，加油、胭脂为膏，瓷盒收藏，临用豆大一丸，捻饼贴印堂中。

【功用】 解毒辟秽。

【主治】 治男妇大人小儿诸病，生死难定之间。

【按语】 原方中说明，用芡实大一饼，贴印堂中，点官香一枝，香尽去药，已后一时许，视贴药处有红斑晕色肿起飞散，谓之红霞捧日，病虽危笃其人不死。如贴药处一时后，不肿不红，皮肉照旧不变，谓之白云漫野，病虽轻浅，终归冥路。小儿急慢惊风，一切老幼痢疾俱贴之，红肿即愈。是否如此不详。

35. 万应灵膏

【组成】 木香 川芎 川膝 生地 白芷 细辛 秦艽 归尾 枳壳 独活 枫子 防风 羌活 黄芩 南星 半夏 蓖麻 苍术 贝母 赤芍 杏仁 两头尖 白蔹 茅香 肉桂 良姜 灵仙 续断 甘节 白附子 荆芥 藿香 艾叶 连翘 银花 川乌 藁本 青枫藤 丁香 红花 乌药 元参 白鲜 文蛤 降香 草乌 蝉蜕 僵蚕 山甲 苍耳 大黄以上各二

77

两　蜈蚣二十条　蛇蜕三条　桃柳槐手指粗每三根

【制法】　香油二十斤浸药，夏三、春五、秋七、冬十日，入锅，文武火熬药枯油黑为度，麻布滤去渣，瓷器贮油，以片松子香，不拘多少，先下净锅熔化，然后加药油，量香二斤，用药油四两，熬片刻，倾入水中，令人抽扯，膏即成。

【主治】　治一切风寒湿气，手足拘挛，骨节酸痛，男子痞积，妇人癥瘕，胁痛，诸般疼痛，结核转筋，顽癣顽疮，积年不愈，肿毒初发，杨梅肿块，未破者俱贴患处。肚腹夜痛，泻痢疟疾，贴脐上，痢白而寒者尤效。咳嗽哮喘，受寒恶心，胸膈胀闷，呕吐，妇人男子面色萎黄，兼脾胃等症，及心疼，贴前心。负重伤力，浑身俱痛者，俱贴后心与腰。诸疝小肠气等症，贴脐下。

【按语】　方大药多，功效较广，可用于治诸多疾病。

36. 益寿比天膏（一）

【组成】　鹿茸一两　虎骨一两　远志一两　牛膝一两　紫梢花一两　川断一两　菟丝子一两　蛇床一两　天冬一两　川椒一两　生地一两　熟地一两　苁蓉一两　川楝一两　川附一两　杏仁一两　官桂一两　锁阳一两　甘草一两

【制法】　香油五斤，煎好。下黄丹八两，黄香四两，柳条不住手搅。再下：

雌黄二钱　硫黄二钱　龙骨二钱　木香二钱　乳香二钱鸦片二钱

共研细面，兑匀，入黄蜡五钱成膏。

【功用】　温阳补虚，壮骨强筋。

【主治】　此膏专贴男妇诸虚百损、五劳七伤，腰膝痿软，步履艰难，小肠疝气，男子遗精白浊，妇人赤白带下，月经不调。老年无嗣，中年阳痿。

【按语】　原方中称，久贴则气血双补，阴阳俱合，填精益髓，大兴阳道。能强腰壮肾，暖丹田，育麟种子，滋补下元，除风湿瘫痪之证最有奇效。

37. 白药膏

【组成】 甘石

【制法】 炭火烧三五柱香，研末摊地上，一日冷透，用生猪板油捣和成膏。

【功用】 收敛生肌，护肤。

【主治】 疮疡久不收口，脓水淋漓。

【按语】 炉甘石有解毒防腐作用，现代研究证明，此药为中度防腐收敛保护剂，可用于治皮肤炎症和表面创伤。

38. 红膏药

【组成】 银珠一钱 麻仁二钱 嫩松香五钱 黄丹（飞）一钱 轻粉五钱

【制法】 共捣成膏，先用银针挑疔头，用此药黄豆大，放膏药中心，贴之，可拔疔根。

【功用】 解毒消肿止痛。

【主治】 治疔疮及无名肿毒；并治铜铁竹木瓦石入疮入肉内。

79

三、膏药方

1. 益寿膏

【组成】 附子三两 肉桂三两 法夏一两 陈皮一两 羊腰三对 虎骨八两 吴萸（盐水炒）一两 川椒一两 白附子一两 小茴香一两 白术二两 苍术二两 川芎一两五钱 杜仲（盐水炒）四两 续断二两 巴戟天一两 艾绒一两 当归（酒洗）三两 补骨脂二两 香附（生）一两五钱 黄芪一两五钱 党参一两五钱 香附（炙）一两五钱 酒芍一两 五加皮一两五钱 益智一两 蒺藜一两五钱 川楝一两 桂枝一两 天生磺（飞好）三两 干鹿尾三条 胡芦巴一两 川乌一两 鹿角八两 云苓二两 川萆薢一两 肉豆蔻一两五钱 菟丝一两 干姜一两 茵陈一两 胡桃仁二两 公丁香一两 生姜三

两　五味一两　枸杞一两　大葱头三两　缩砂仁一两　甘草一两

【制法】　用麻油十五斤，炸枯药，去渣，熬至滴水成珠，入飞净黄丹五斤十两。

【功用】　补肾气，壮元阳，强筋骨。

【主治】　男妇诸虚百损，五劳七伤，腰膝痿软，步履艰难，小肠疝气，男子遗精白浊，妇人赤白带下，月经不调。老年无嗣，中年阳痿等证。

【按语】　此方药味较多，竟达五十，而其中又以温阳补肾药居多，可谓方大力专。《素问·生气通天论》曰："阳气者，若天与日……""阴阳之要，阳密乃固"。十分强调阳气在人体的作用。至于肾气，历来为医家所宝，称肾为先天，肾阴肾阳又称元阴元阳。因而培补肾元，可以强身。参阅光绪十三年闰四月二十日清宫御医李德昌据李鸿藻所拟之延年益寿膏用法，知其为贴腰间、贴脐穴。可用于治腰痛、腹痛及妇人经带病。

2. 培元益寿膏

【组成】　天生黄六钱　厚附子五钱　川椒一两　熟地一两蛇床子六钱　韭菜子六钱　远志四钱　当归六钱　黑芝麻一两菟丝子五钱　牛膝五钱　虎骨五钱　川羌活四钱　茅苍术六钱续断四钱　桑枝一两　天仙藤五钱　片姜黄五钱　肉桂（研面后入）五钱　鹿茸（研面后入）五钱　麝香（研面后入）一钱

【制法】　用麻油八斤，浸五日，熬枯去渣，再熬至滴水成珠，兑黄丹二十两，俟温，入肉桂、鹿茸、麝香，用槐柳枝不住搅匀。摊贴。

【功用】　补肾气，壮元阳，强筋骨，祛风湿。

【主治】　男妇诸虚百损，五劳七伤，腰膝痿软，步履艰难，关节疼痛等证。

【按语】　此方系御医为慈禧太后所拟。当贴腰间，贴脐穴。

3. 保元固本膏

【组成】　党参　白术（炒）　鹿角　当归　香附各一两五

钱　川芎　附子（炙）　独活　川椒　干姜　杜仲　鳖甲　荜
茇　草果仁　白芍各一两　生芪一两五钱

【制法】　用麻油三斤，将药炸枯，去渣，再熬至滴水成珠，
入飞净黄丹一斤二两，再入下药：肉桂、沉香、丁香各三钱。

共研细末，候油冷，加入搅匀成膏，重四五两，候去火气，
三日后方可摊贴。

【功用】　温肾壮阳，益气养阴。

【主治】　诸虚劳损，气血不足等证。

【按语】　本方脾肾双补，肾阴肾阳同治，兼顾先后天之本，
为西太后摊贴脐部以治脾肾不足，胃肠功能失调之用。方中加
荜茇、沉香、丁香诸香窜药，助药渗入，起到保元固本作用。

4. 阳和启脾膏

【组成】　党参　白术　黄芪　鹿角　当归　香附各一两五
钱　川芎　附子　独活　川椒　干姜　草果仁　白芍　阿魏
橘皮　三棱各一两

【制法】　用麻油三斤，将前药炸枯去渣，再熬至滴水成珠，
入飞净黄丹一斤二两，再入下药：肉桂、沉香、丁香各三钱。

上三味共研细末，候油稍冷，加入搅匀成坨，重四五两。
候去火气，三日后方可摊贴。黄丹分两多少，老嫩合宜，酌量
兑之。

81

【功用】　温阳散寒，养血活血通络。

【主治】　脾胃虚弱，阳气不足，中风中寒，食积腹痛，肠
鸣腹胀，饮食不香，癥瘕痞块，五更泻泄等一切虚寒之证。

【按语】　此方是光绪年间御医为西太后所配。西太后脾虚
日久，必及于肾，此膏贴于肚腹或脐部，能逐散寒邪，温通
气血。

5. 开解六郁膏

【组成】　香附一两　川郁金一两　小枳实八钱　青皮八钱
山田五钱　片姜黄六钱　广木香六钱　橘红六钱　红花五钱
全当归一两　苏梗子一两　沉香五钱　麝香二钱　莱菔子六钱

白芥子六钱　茅苍术五钱

【制法】　用麻油将药炸枯，去渣，兑丹为膏。摊贴肺俞穴、上脘穴。

【功用】　降气平喘，开解六郁。

【主治】　胸中痞闷，咳喘不适。

【按语】　越鞠丸解五郁，加玄胡理气活血为六郁丸，供内服。此方解六郁，外用，摊贴肺俞、上脘穴，理气活血药居多。加三子养亲者，侧重治肺气不畅。

6. 神效暖脐膏

【组成】　肉桂（去皮）一两五钱　丹皮八钱　黄芪　党参　归身　生地各二两　白芍　苁蓉　附子（炙）　木鳖子（去壳）各一两　荆芥　防风　麻黄　桂枝　柴胡　前胡　升麻　葛根　苏叶　薄荷　羌活　独活　白芷　藁本　川芎　细辛各五钱

【制法】　用麻油三斤，生姜四两，葱头四两，入油内慢火熬焦，去渣滤净汁，将油称准，每油一斤入净黄丹半斤，慢火熬至老嫩得所，以瓷器收盛，七日后方可用（又方加麝香五钱）。

【功用】　镇痛止泻，散寒健脾暖胃。

【主治】　受寒冷所致腹痛腹胀，呕吐酸水等。

【按语】　此方为光绪六年御药房抄来。暖脐膏组成各书略有不同，此药功能镇痛止泻，去风散寒，健脾胃，暖肚，主治受寒冷所致腹痛腹胀，呕吐酸水等。民间也有用此类方治疗不孕、腰冷痛等症者。

7. 舒肝利肺和脉膏

【组成】　生香附一两　独活六钱　麻黄六钱　僵蚕六钱　小青皮八钱　生山甲六钱　片姜黄五钱　川郁金六钱　宣木瓜一两　当归一两　生杭芍六钱　抚芎五钱　透骨草八钱　乳没各六钱　续断八钱　五加皮六钱

【制法】　用香油四斤炸枯，去渣，入黄丹令其老嫩合宜为膏，贴于肩井、肺俞，贴时兑麝香五厘，撒于膏药中贴之。

82

【功用】 舒肝利肺，养血和脉。

【主治】 肝气郁滞，肺气不利，胸胁胀痛，筋脉失和等证。

【按语】 此方为光绪年间御医李德昌等为西太后所拟。从方药组合不难理解，西太后有肝气郁滞，胸胁胀痛，筋脉失和等证，故用药以行气活血为主，稍佐麻黄宣利肺气以通经络，用药俱有深意。肩井属少阳胆经穴，肺俞属太阳膀胱经穴，无论用药选穴，都与辨证立法一致。

8. 解郁舒肺和脉膏

【组成】 生香附六钱　僵蚕五钱　石菖蒲五钱　青皮五钱　片姜黄五钱　全当归一两　赤芍药五钱　透骨草八钱　苏梗四钱　白芥子四钱　橘络四钱　丹参六钱　桑枝一两　鸡血藤膏八钱

【制法】 用香油三斤，将药炸枯，去渣，入黄丹令其老嫩合宜，摊贴肺俞穴处。

【功用】 舒肝利肺，解郁化痰。

【主治】 肝气郁滞，肺气不利，胸胁胀痛，痞闷不舒之证。

【按语】 此方为光绪二十一年御医李德昌等为西太后所拟。本方与前方立法相同，虽然药味有所异，侧重于化痰通络，但仍以解郁为主。值得注意的是，按穴位贴药的治法符合中医的基本理论，至今临床有效，值得进一步研究。

9. 活血祛风膏

【组成】 防风二两　蔓荆子一两　当归三两　生芪二两　桂枝三两　川抚芎二两　薄荷一两　陈皮一两　白附子面（后入）五钱　樟脑面（后入）五钱　牡丹皮一两　杭芍一两　鸡血藤膏五钱

【制法】 用香油四斤，将药炸枯，滤去渣，再熬至滴水成珠，兑樟丹二斤，再入面药，老嫩适宜。

【功用】 益气活血，祛风通络。

【主治】 风中经络，口眼抽动等症。

【按语】 本方取《千金方》小续命汤和东垣当归补血汤合

方化裁而成。本于"治风先治血，血行风自灭"之原则，于方中加入黄芪等药。

10. 治风寒麻木方

【组成】 川乌　草乌　大黄各六钱　当归　赤芍　白芷　连翘　白蔹　乌药　官桂　木鳖各八钱　桃条　柳条　槐条　桑条　枣条各四钱

【制法】 用香油二斤，浸药一宿，再煎，将药煎焦，然后用棉纸将油淋下，加章丹十二两，熬至滴水成珠。将药熬成，再加乳香、没药各四钱，搅匀为度，又加苏合香一钱。

【功用】 温阳散寒，活血通痹。

【主治】 风寒麻木痹症。

【按语】 古方治风寒麻木痹证，多据《内经》"寒者热之"之论，用药温散。盖散寒以止痛，活血以行痹。但本方特殊之处在于应用大黄、白蔹等苦寒清热之药，看似与证不符，实则清泻之中寓有行血消瘀之意。且稍加寒药反佐，温经散寒之力愈彰，看似相反实则相成。又，白芷辛散祛风，温燥除湿，一般用于治头痛，但用于风湿痹痛有良效，此是御医之经验。

11. 祛风活络膏

【组成】 白花蛇一盘　全蝎五钱　僵蚕五钱　白附子八钱　川乌五钱　细辛五钱　川羌五钱　豨莶草一钱　皂角五钱　南星五钱

【制法】 用香油斤半，将药炸枯，滤去渣，再兑白锭粉，老嫩适宜，俟凉后再入麝香面二钱，搅匀收膏。

【功用】 祛风活血，祛痰通络。

【主治】 风中经络，口眼抽动症。

【按语】 此方专以祛风为主，故而首用虫类药，深入经隧，搜风剔风。其中白花蛇一药，取蛇性善行善走善蜕，用治各类风证，引药到达周身，外可达皮表，内可入经隧。此药善于透骨搜风，截惊定搐，用为主药。继用乌、附祛风散寒止痛。其余药物均可散风祛风。经云："风善行而数变""风气通于肝"。

84

祛风药多能行血通络，故取名祛风活络膏。据宫中传药档记载，慈禧常贴此膏。

12. 舒筋活络膏

【组成】 夏枯草三钱　鸡血藤膏五钱　金果榄三钱　冬虫夏草四钱　金银花六钱　连翘五钱　桑寄生六钱　老鹳草五钱　没药三钱　海风藤三钱　全当归三钱　生杭芍三钱　川芎三钱　细生地三钱　川羌活三钱　威灵仙三钱　独活三钱　宣木瓜三钱　广橘红三钱　川郁金（研）三钱　半夏三钱　生甘草二钱　麝香面（后入）一钱

【制法】 用香油三斤，将药炸枯，滤去渣，入黄丹二斤，收膏，老嫩适宜。

【功用】 祛风活血，养血通络。

【主治】 风中经络，口眼抽动症。

【按语】 本方用四物养血，用风药舒肝，用滋阴药养肝，用藤药通络，用麝香搜剔风邪，于是络阻筋伤之证可愈。西太后口眼抽动，从脉案记载来看，多次用此膏贴患处，与病情适合。

13. 舒筋活络膏又方

【组成】 夏枯草六钱　金果榄五钱　当归尾五钱　赤芍四钱　川羌活五钱　木瓜六钱　草河车五钱　乳香四钱　生南星四钱　怀牛膝六钱　红花四钱　僵蚕四钱　片姜黄四钱　桂枝六钱　山甲四钱　麝香（后兑）一钱

【制法】 用麻油四斤收膏，将药炸枯，滤去渣，再熬至滴水成珠，入黄丹二十两，收膏，老嫩适宜。俟凉后，再入麝香搅匀，摊贴患处。

【功用】 搜风活血，通经活络。

【主治】 风中经络，口眼抽动症。

【按语】 本方与前方不同，减去养血益阴之品及藤药，代之以牛膝、红花、片姜黄、桂枝、山甲等活血定风通络经之药。其中山甲、僵蚕虫类药定风通络之力尤大，仍着意于西太后面

85

风之证。

14. 熊油虎骨膏（一）

【组成】 首乌　草乌　文蛤　川断　大黄　枳壳　栀子　川乌　羌活　桃仁　苦参　黄芩　益母草　白鲜皮　海风藤　灵仙　元参　白芷　荆芥　青皮　生地　藁本　木通　苍术　僵蚕　芫花　银花　良姜　茵陈　麻黄　秦皮　前胡　甘草　黄柏　知母　乌药　山甲　牛膝　蒺藜　杜仲　远志　薄荷　升麻　防风　杏仁　山药　泽泻　当归　贝母　苍耳子　香附　地榆　陈皮　白术　南星　连翘　黄连　白及　独活　白芍　大枫子　柴胡　桔梗各五钱　熊骨八两　虎骨一斤　桑寄生二钱　天麻　红花各一两　桃条　柳条　槐条　榆条各五条

【制法】 用香油十斤，将药炸枯，滤去渣，再熬至滴水成珠，入黄丹五斤收膏。俟凉后，再入麝香、冰片各二钱五分，肉桂，丁香各一两，血竭、乳香、没药各一钱化。

【功用】 补肾强筋壮骨，活血除湿祛风。

【主治】 诸虚劳损，风中经络，湿着筋脉所致关节疼痛，筋肉抽动等症。

【按语】 此膏配方较前二方药味多而面广，其大要也不外补肾、强筋、壮骨、活血、除湿、祛风。原相传内府熊油虎骨膏配方本此。今清东陵慈禧皇太后陵墓所在地的文物管理所，仍展出有西太后生前所用的熊油虎骨膏药罐。为保护濒危野生动物，国家已明令禁止虎骨的药用，若配本方及其他含虎骨方，宜改用代用品，例如，来源于青海省一种普通野生动物的新药"赛龙"，治疗风湿骨痛的疗效与虎骨相似。

15. 熊油虎骨膏（二）

【组成】 首乌一两　草乌一两　文蛤一两　川断一两　大黄一两　枳壳一两　栀子一两　川乌一两　羌活一两　桃仁一两　苦参一两　黄芩一两　益母草一两　白鲜皮一两　海风藤一两　灵仙一两　元参一两　白芷一两　荆芥一两　青皮一两　生地一两　藁本一两　木通一两　苍术一两　银花一两　黄柏

一两一钱　山甲一两　乳香一两　没药一两　潮脑一两　血竭一两　连翘一两五钱　生地一两五钱　黄芩一两五钱　栀子一两五钱　木香二钱　檀香二钱　藿香二钱

【制法】　用香油三斤，熬枯，去渣，入黄丹一斤八两收膏。俟凉后，再入麝香、冰片、丁香各五分。

【功用】　补肾壮骨，活血祛风。

【主治】　一切风寒痿痹之证。

【按语】　经云：风为百病之长。凡中风之人，必其真气先虚，荣卫空疏，然后外邪乘虚而入，则百病生焉。此膏专祛风邪，实腠理，一切风寒痿痹之证并皆贴之。尚须据病证、病位贴于适当穴位。

16. 熊油虎骨膏（三）

【组成】　虎骨一架　肉桂三两　乳香六两　没药五两　当归八两　血余四两　熊油五两　香油十五斤　章丹（净）七斤八两

【制法】　浸泡虎骨七日，剔净筋肉一日，晒晾虎骨一日，炸炼虎骨熬膏二日。先将虎骨炸酥后，再炸当归、血余二味，出渣后入熊油再炼，将油炼好，兑丹后再将肉桂、乳香、没药共研细末，兑入膏内。

【功用】　祛风通络，活血镇痛。

【主治】　风寒痿痹之证。

【按语】　此膏能祛风邪，实腠理，活血疏风，镇痛。凡风寒痿痹之证贴之有效。

17. 熊油虎骨膏加减方

【组成】　虎骨一架　肉桂三两　乳香六两　没药五两　当归八两　血余四两　熊油五两　香油十五斤　章丹（净）七斤八两　杜仲四两　金毛狗四两　巴戟天三两　续断四两　独活三两

【制法】　熬法同前。

【功用】　补肾壮骨，活血通络。

87

【主治】 肾虚所致的骨痿风痹。

【按语】 此膏在上方祛风邪，实腠理，活血疏风镇痛的基础上，又增强了补肝肾、壮腰脊的功能。凡风寒痿痹之证贴之有效。

18. 神灵膏

【组成】 金线重楼一两　锦地罗一两　黑三七二两　金银花一两　紫花地丁一两　干蟾五个

【制法】 用香油二斤二两，入铁锅内先煎，用柳条搅拌半柱香，入前药六味，熬焦去渣，入密陀僧末一斤，再熬至滴水成珠，离火再搅，俟滚退一多半，加入牛黄末二钱、枯白矾末二钱，冷定入水内浸一日。

【功用】 解毒活血，通络止痛。

【主治】 湿痰流注疮疡。

【按语】 此方为雍正八年，太医院御医秦世禄所进经验方。

19. 银粉膏

【组成】 千金子（去壳白仁）二两　凤仙花（即急性子）五钱

【制法】 用香油十两，入锅内先熬半炷香，入前药二味，将药炸枯，滤去渣，入密陀僧末三两八钱，水飞银铕粉五钱再熬至滴水成珠。

【功用】 解毒蚀腐止痛。

【主治】 疣子拔毒。

【按语】 此方为雍正八年，太医院御医秦世禄所进经验方。

20. 保应膏

【组成】 芝麻油二斤八两　浸后药，春五、夏三、秋七、冬十日，当归一两　川芎一两　防风一两　白芷一两　木鳖仁四十九个　穿山甲七大片　草麻仁一百二十粒　川乌三钱　草乌三钱　槐枝三十寸　柳枝三十寸　肉桂一两

【制法】 上药油浸足日期，用文火煎至药焦为度，以三五重丝线滤渣，务净，将渣另于铜杓内烧出药油约二斤，次第入

后药：

飞丹炒黑净一斤

右丹乘油出火，渐渐调入，令匀再加后药：

阿魏一两

用葱汁炖化搅入，令匀冷后，再加后药：

滴乳香一两　没药一两　血竭一两　肉桂五钱　附子五钱　麝香一钱

共研极细末，渐渐搅入，令匀收贮有盖厚瓷罐内封固，取用后，仍需盖紧，凡用视患处大小，摊厚青布上，先以水姜擦过方贴，贴后以手或盐包熨之。

【功用】　养血祛风，温阳散寒，活血止痛。

【主治】　关节肿痛。

【按语】　从方药来看，治疗风寒及血瘀所致关节肿痛当效。

21. 祛风和脉调气利湿化痰膏

【组成】　羌独活各二两　僵蚕三两　威灵仙一两五钱　川乌一两五钱　生姜黄一两五钱　橘络二两　鸡血藤（后入）三两　秦艽一两五钱　桑寄生二两　归尾二两　穿山甲二两　红花二两　川续断二两　香附（生）二两　没药（后入）一两五钱　乳香一两五钱　乌梢蛇二两五钱　防风二两　茅苍术二两　赤芍二两　豨莶草二两　台乌二两　青皮二两　半夏（炙）二两　麝香（后兑）五钱

【制法】　香油十斤，将药炸枯，去渣，兑丹成膏，老嫩合宜。

【功用】　祛风通络，利湿化痰。

【主治】　目皮颊间跳动，筋肉胀拘。

【按语】　此方是御医为西太后目皮颊间跳动，筋肉胀拘而拟。

22. 调中畅脾膏

【组成】　连翘三钱　银花五钱　茯苓六钱　于术五钱　广皮四钱　厚朴四钱　东楂六钱　鸡内金（雄）六钱　木香二钱

法夏四钱　槟榔三钱　神曲五钱　麦芽五钱　黑丑五钱　白蔻五钱　溏瓜蒌五钱　甘草三钱　甘菊三钱　青皮五钱　莱菔子四钱

【制法】　用香油三斤，将药炸枯，滤去渣，入黄丹二斤，收膏，老嫩适宜。

【功用】　调中畅脾，理气化积。

【主治】　不思饮食，胃中嘈杂，呕逆腹胀，气逆不舒等症。

【按语】　此方是御医张仲元为慈禧太后所拟。本方调中健胃畅脾，化积理气行水，可用于治脾胃不和所致的消化不良症。

23. 启脾益寿膏

【组成】　炙香附六钱　川郁金（研）五钱　炒枳壳五钱　于术六钱　广陈皮六钱　厚朴五钱　东楂肉一两　鸡内金（雄）一两二钱　焦神曲（研）八钱　茯苓八钱　柴胡（醋炒）四钱　升麻三钱　粉葛根四钱　潞党参五钱　抚芎三钱　杭芍五钱　生甘草三钱

【制法】　用香油五斤，将药炸枯，滤去渣，入黄丹二斤八两收膏，顷入水内，以去火气。

【功用】　调中畅脾，理气化积。

【主治】　不思饮食，胃中嘈杂，呕逆腹胀，气逆不舒等消化不良症。

【按语】　此方是御医张仲元为慈禧太后所拟。本方调中、健胃、启脾，脾胃强健，饮食良好，自可达到长寿。

24. 拔毒万应膏

【组成】　川乌（生）　草乌（生）　生地　白蔹　白及　官桂　白芷　当归　赤芍　羌活　苦参　土木鳖　山甲　乌药　甘草　独活　元参　大黄　天麻子肉　各二钱五分

【制法】　上十九味，用净香油二斤半，将药浸入油内，用洁净锅慢火熬至药枯，滤去渣，将油称准，每油一斤，约计官粉半斤，再熬至滴水成珠，薄摊纸上。

【功用】　温经通络，消肿化瘀止痛。

【主治】 一切痈疽、发背、对口诸疮、痰核、流注等。

【按语】 本方用川乌、草乌等辛温大热之品，散寒通经，其毒性强，可用于治阴疽等症。

25. 化核膏

【组成】 干蜗牛二十个 鲜白菊根 薄荷 牛蒡子 苍耳子 连翘 元参 苦参 白蔹 白芥子 僵蚕 小红花子 大黄 荆芥 防风各一两

【制法】 用香油四斤，将药熬枯，滤去渣，将油再称准分两，加苏合油一两，每投一斤，入黄丹七两熬成膏，临用时加麝香少许。

【功用】 化痰散结，祛风活络。

【主治】 痰核结肿。

【按语】 此方是御医为端康皇太妃右腿结核所拟。

26. 千金封脐膏（一）

【组成】 肉桂三钱 熟地三钱 川附子三钱 金樱子三钱 当归三钱 甘草三钱 巴戟三钱 杜仲三钱 干姜三钱 胡椒三钱 淫羊藿三钱 独活三钱 草薢三钱 海马二钱 鹿茸二钱

【制法】 用香油一斤八两，将药熬枯，滤去渣，入黄丹十二两，收成膏。再加入麝香、冰片各四分，儿茶、硫磺各二钱，研细末入之。

【功用】 补肾壮阳，固精通脉。

【主治】 男子下淋精滑，肾虚盗汗，妇人子宫虚冷，久不受孕，赤白带下，产后肠风；又治一切骨节腰脚疼痛，小肠疝气等。

【按语】 原方称，此膏能镇玉池，存精固漏，通二十四道血脉，锁三十六道骨节，贴之气血流畅，阳健不衰，精髓充盈，神气完足。可以参考。

27. 千金封脐膏（二）

【组成】 肉桂三钱 生附子一两 干姜三钱 川椒五钱

91

毕澄茄五钱　　独头蒜九个　　川乌三钱　　草乌三钱　　山甲三钱
木香三钱　　乌药三钱　　两头尖三钱　　元胡五钱　　海马一对　　胡
椒四十九粒

【制法】　用香油一斤八两，将药熬枯，滤去渣，入黄丹九
两，再用：

麝香五分　　冰片五分　　蟾酥一钱五分　　母丁香一钱五分
雄黄一钱　　阿魏一钱　　乳香一钱　　没药一钱

共研细面，入油内收膏。

【功用】　补肾壮阳，固精通脉。

【主治】　男子下淋精滑，肾虚盗汗，妇人子宫虚冷，久不
受孕，赤白带下，产后肠风等症。

【按语】　此膏功用大致同于上方。

28. 封脐广嗣膏

【组成】　紫梢花二钱　　木荆子二钱　　杏仁二钱　　远志二钱
川牛膝二钱　　虎胫骨二钱　　川断二钱　　熟地二钱　　苁蓉二钱
鹿茸二钱　　蛇床子二钱　　天门冬二钱　　生地二钱　　川楝子二钱
豆蔻二钱　　官桂二钱　　附子二钱　　谷精草二钱

【制法】　香油二斤，熬去渣，入东丹一斤，再加雄黄、龙
骨、石脂、沉香、丁香、蟾酥、阿芙蓉各五钱，乳香、没药、
阳起石各一钱，共研细末，入膏内，熬至滴水成珠，再加入黄
蜡五钱，收膏，用红绢摊贴。

【功用】　补肾壮阳，滋阴益精。

【主治】　一切真元亏虚，囊冷遗淋，头沉腰偻，肾虚遗精，
阳痿滑精等症。

【按语】　此药温肾滋精强阳，故称"广嗣"。若老人久贴此
膏，可延年耐老，贴脐上或贴二肾俞穴均可。

29. 十香暖脐膏

【组成】　附子二两　　天麻子二两　　小茴香二两　　菟丝子二
两　　川芎二两　　木香一两　　川乌一两　　草乌一两　　干姜一两
白芷一两

【制法】 用香油五斤，将药熬枯，滤去渣，入黄丹二斤，再入丁香、乳香、没药、肉桂各二钱、麝香五分，搅匀。

【功用】 温肾壮阳，芳香通络。

【主治】 真元亏虚，腰痛脚软，脐腹冷痛，阳痿滑精等症。

【按语】 本方温肾壮阳又芳香温通，具有较好的止痛作用，用于肚腹冷痛效好。

30. 暖脐膏

【组成】 生地 鹿角胶 鹿茸 肉桂 山萸肉 锁阳 苁蓉 附子 大茴香 菟丝子 木香 紫梢花 五味子 杜仲 枸杞 吴茱萸 诃子 川椒 蛇床子 莲须 母丁香 海马 故纸

【制法】 香油七斤，浸数日，熬去渣，再加鸦片四钱、没石子四钱、麝香四钱、龙骨四钱、硫磺四钱、赤石脂四钱、沉香四钱、阳起石四钱、乳香四钱、没药四钱、黄丹二钱、儿茶二钱，为末收膏。

【功用】 温补肾元，固本壮阳。

【主治】 滑精遗精，兼治下元虚冷，膀胱疝气。

【按语】 本方有温补元阳，填补真精，收涩固摄之功，久贴可存精不漏。

93

31. 封脐暖肚膏

【组成】 附子二两 干姜二两 粟花二两 土木鳖二两 生姜八两 老葱八两

【制法】 用香油三斤，将药熬枯，滤去渣，入黄丹一斤收膏，再入丁香三钱、肉桂二两、麝香一钱，研末搅匀。

【功用】 温补脾肾。

【主治】 风寒合邪，腰腿肚腹疼痛。

【按语】 此药性温暖散寒，封脐上，预防寒邪。此药专能温补脾胃，壮元阳，暖丹田，对阳虚肚腹疼痛效佳。

32. 益寿比天膏（二）

【组成】 牛膝一两 杜仲一两 虎骨（制）一两 木鳖子一两 蛇床子一两 肉豆蔻一两 菟丝子一两 紫梢花一两

续断一两　山甲一两　远志一两　天麻子一两　鹿茸一两　苁蓉一两　生地一两　熟地一两　官桂一两　川楝子一两　山萸肉一两　巴戟一两　故纸一两　海蛆五钱　甘草二两　桑枝七寸　槐枝七寸　香油六斤

【制法】　浸一夜，慢火炸至黑色。每净油一斤，入黄丹六两五钱，用柳棍不停顿地搅，再下黄丹、雄黄、龙骨、赤石脂各二钱，母丁香、沉香、木香、乳香、没药、阳起石、麝香各四钱，黄蜡五钱。

【功用】　温补元阳，填补真精，强壮腰脊。

【主治】　下元虚冷，五劳七伤，半身不遂；或下部痿软，脚膝酸麻，阳事不举，夜梦遗精；妇女赤白带下，砂淋血崩等症。

【按语】　此药能滋精补髓，保固肾精不泄，助元阳，润肌肤，壮筋骨，理腰膝，故有健身益寿之效。每用二张，贴二腰眼上，或贴脐上一张亦可，每贴一次半月一换。

33. 神效灵龟益寿膏

【组成】　菟丝子（酒蒸）　牛膝（酒洗）　木鳖子　熟地肉苁蓉　川断（酒洗）　蛇床子（酒洗）　鹿茸　大附子（童便炙酥，酒洗）　生地（酒洗）　虎腿骨（醋炙）　官桂　紫梢花杏仁（去皮尖）　谷精草（酒洗）

【制法】　以上十五味各三钱，或各一两，用油二斤四两，将药入油熬枯，滤去渣，熬至滴水成珠，下：

松香四两　黄丹八两　硫黄三钱　雄黄三钱　龙骨三钱蛤蚧一对　乳香三钱　没药三钱　赤石脂三钱　沉香三钱　鸦片三钱　母丁香三钱　麝香三钱　木香三钱　真阳起石三钱蟾酥三钱，共为细末。诸药下完，不住手搅，入瓷罐内。下井中浸三日或五日，去火毒方可用。

【功用】　温肾壮阳，强腰壮筋。

【主治】　下元虚冷，诸虚百损，五劳七伤，阳痿不举，举而不坚，久无子嗣，下淋白浊，小肠疝气，遗精盗汗，手足麻

94

木，半身不遂，腹胀满痛，腰腿疼痛等症。

【按语】 原方称，此膏能固玉池，真精不泄，灵龟不死，通二十四道血脉，镇三十六道骨节，气血流畅，精髓充满，保固下元，全形固本，如海之常盈，通三关，壮五脏。男妇如能常贴此膏，气血充足容颜光彩，诸疾不生。乌须黑发，固精种子。此膏妇人贴脐上，男子贴左右命门各一张，用汗巾敷住，勿令走动，六十日一换。所云仅供参考。

34. 固本膏

【组成】 淫羊藿（香油炙）二两　石燕（酒浸）五钱　锁阳（酒炙）二两　金樱子（酒炒）二两　牛膝（酒炒）二两　肉苁蓉（酒洗）二两　故纸（盐炒）二两　杜仲（酒炒）二两　制附五钱　甘遂二两　蛤蚧一对　阳起石（煅）五钱　覆盆子（酒煮）二两　蚯蚓一对　麝香三钱　血余三钱　生甘草五钱

【制法】 上药用香油五斤，将药浸入，春五日，夏三日，秋七日，冬十日，再加柳、桃、桑、榆、杏、梅、槐枝各七寸，铜锅熬枯去渣，再熬，下黄蜡二两，黄丹二斤，收膏，入水撤去火毒，盛坛内，埋土中，七日取出，摊用。

95

【按语】 此膏功用主治大致同毓麟固本膏。

35. 毓麟固本膏

【组成】 杜仲　熟地　附子　苁蓉　牛膝　故纸　续断官桂　甘草各四两　生地　大茴香　小茴香　菟丝子　蛇床子天麻子　紫梢花　鹿角各一两五钱　羊腰一对　赤石脂　龙骨各一两

【制法】 用香油八斤，将药熬枯，滤去渣，用黄丹四十八两，再入雄黄、丁香、沉香、木香、乳香、没药各一两，麝香三分，阳起石五分。

【功用】 补肾固精，温经散寒。

【主治】 下元虚冷，诸虚百损，五劳七伤，阳痿不举，举而不坚，久无子嗣，下淋白浊，小肠疝气，遗精盗汗，手足麻木，半身不遂，腹胀满痛，腰腿疼痛等症。

【按语】 此膏功效、主治及用法等大致同于神效龟灵益寿膏。

据中国第一历史档案馆所藏《太医院配方》载：此膏异授秘传。实则可能为清宫御医所创。目前中成药书中所记毓麟固本膏，虽注明出自清宫内廷配本，但药味与本方有出入。从方中药物分析本方有补肾固精，温经散寒之功。可用于治因阳痿、早泄、精子清冷所致的男子不育等证。据光绪三十三年脉案载："遗精之病将二十年，每月必发十数次""且有无梦不举即自遗泄之时，精液愈泄愈稀，下部久已虚冷"等语。因此不难看出本方种子之功重在温其肾，固其精，补其阳，希冀阳痿得愈，肾精得充，而达生育之目的，光绪帝贴用此药的记载颇多，可见其盼子承嗣之心。

36. 二龙膏

【组成】 苋菜一斤 甲鱼八两 三棱二两 莪术二两

【制法】 用香油三斤，将药炸透，滤去渣，入黄丹一斤八两，收膏，再入麝香三分，乳香、没药各四钱

【功用】 活血通络，散结消癥，兼益阴精。

【主治】 癥瘕积聚，一切气积血聚，酒癥食黄，妇女血块，婴儿痞积，腹大青筋，面黄肌瘦，虫蛊气臌，坚硬难消，干血痨症，延绵日久；又治噎膈鼠瘰等疮。

【按语】 此方补泻兼施，对补泻难投的前述主治证候，可以试用。

37. 神效白鱼膏

【组成】 鲫鱼八两 火麻仁五钱 乳香五钱 没药五钱 巴豆五钱 轻粉五钱 土贝母一两 桃、柳、榆、槐、桑枝各一尺

【制法】 用香油十二两，将药熬枯，滤去渣，入铅粉十二两熬膏。

【功用】 拔毒排脓，生肌收敛。

【主治】 痈疽发背，对口疔毒，乳痈疽毒，湿痰流注，积

年痔漏，附骨疽疮，鱼口便毒，杨梅结疮，日久顽疮，疥疮棒疮，裂口冻疮，一切无名疮毒。

【按语】 此方补消杂投，肿毒初起、已成，皆可贴之。

38. 鲫鱼膏

【组成】 鲫鱼二尾 蓖麻子二两 乳香一两 没药一两 巴豆一两 干蟾二个 山甲二两 草节一两 桃枝十寸 柳枝十寸 榆枝十寸 槐枝十寸 桑枝十寸 土贝母二两 官粉二斤

【制法】 用香油二斤，将药熬枯，滤去渣，熬至滴水成珠，入官粉乳没末收膏。

【功用】 拔毒排脓，生肌收敛。

【主治】 同前方。

39. 灵异膏（二）

【组成】 郁金二两 甘草二两 生地四两

【制法】 用香油一斤，熬枯去渣，加黄丹八两，后入黄蜡三两。

【功用】 清热败毒，消肿止痛。

【主治】 杖疮烫火伤，一切肿毒。

40. 千金保胎膏

【组成】 桑寄生一两 当归一两 砂壳一两 熟地一两 白芍一两 蕲艾一两 蒲黄一两 黄芪一两 甘草一两 川芎一两 阿胶一两 益母草一两 条芩一两

【制法】 用香油四斤，熬药枯去渣，兑黄丹一斤八两，成膏。

【功用】 补气养血，益肾安胎。

【主治】 妊娠脾胃虚弱，气血不足，诸虚百损，子宫虚冷，腿腰酸痛，胁肋胀郁，面色痿黄，四肢浮肿，腹疼痛时常见血，三四月内血不能养胎，屡以小产；并经后失期，行经作痛，赤白带下，崩漏不止，气逆血块，白浊白淫，久不孕育。

【按语】 原方称，体弱脾虚或滑胎妇人，皆可贴之。此膏

97

保元固本，充实血海，温暖子宫，安胎种子。每贴数日一换，贴丹田处。

41. 阿魏化痞膏

【组成】 三棱四两　鸡内金四两　山甲四两　川军四两　草蔻四两　芫荑四两　甘遂四两　莪术四两　芫花四两　大戟四两　槟榔四两　鳖甲四两　秦艽四两　巴豆二两　萝卜子二两　胡连二两　吴萸二两　千金子二两

【制法】 用香油五斤，熬枯去渣，入黄丹二斤八两，收膏，再加乳香、没药各二两，肉桂、丁香各一两五钱，阿魏三两，麝香二钱，共研细末，搅入膏内和匀。

【功用】 化痰消积，逐水通经。

【主治】 专贴妇女癥瘕血块，大人五积六聚，气积食积，肚腹胀大、疼痛等症；又贴小儿痞积。

【按语】 按原方用法，先将患处用温水洗净，然后将膏药烤热贴患处，每日空心临睡，用热手将患处揉百转，其腹内微响动，鼻闻药气为验，每一贴数天一换，再兼服药为好。

42. 参桂鹿茸膏

【组成】 人参二两　附子二两　苁蓉二两　故纸二两　天麻子二两　杜仲一两　官桂一两　紫梢花一两　赤石脂一两　生地一两　续断一两　龙骨一两　蛇床子一两　大茴香一两　小茴香一两　鹿茸一两　牛膝一两　菟丝子一两　羊腰一对　甘草一两

【制法】 用香油八斤，熬枯去渣，入黄丹三斤，收膏，再加丁香、雄黄各三钱，肉桂五钱，麝香二钱。

【功用】 温肾壮阳，益气滋阴。

【主治】 老少先天不足，后天失养，下元虚损，久无子嗣，精寒肾冷，下淋白浊，腰腿酸痛，步履艰难及妇女气血亏虚，子宫寒冷，久不受孕，屡经小产，一切虚寒之症。

【按语】 原档载，本方壮元阳，暖丹田，补命火，固本元，充气血，对老少先天不足，后天失养诸症皆可试用。妇人贴脐上，男子贴左右肾俞、丹田穴。

43. 延年涌泉膏

【组成】 杜仲二两 牛膝二两 熟地二两 附子二两 续断二两 甘草二两 生地五钱 小茴香五钱 菟丝子五钱 天麻子五钱 雄黄二钱 木香三钱

【制法】 用香油三斤，熬枯去渣，入黄丹一斤八两，再加丁香、乳香、没药各二钱，麝香二分。

【功用】 补肾强筋，益寿延年。

【主治】

(1) 治下元虚损，梦遗滑精，阳物收缩，逢阴不举，贴两涌泉穴，阴交穴、关元穴。

(2) 治左瘫右痪，或麻木不仁，或行步无力，下部虚寒或肿痛，贴两涌泉穴，阴交穴、关元穴。

(3) 治五劳七伤，贴膏肓俞穴、肾俞穴、三里穴。寒湿脚气，贴两涌泉穴、三里穴。

(4) 治脚跟疼，贴两涌泉穴、昆仑穴。腿肚转筋，贴两涌泉穴、委中穴。

(5) 治手大指次指麻木或筋痛，贴两列缺穴、尺泽穴。手小指第四指麻木或疼，贴通里穴。

(6) 治肩膊或通手麻木，或筋痛，贴两曲池穴、肩井穴。漏肩风，贴肩井穴。

(7) 治疝气，贴两涌泉穴、阴交穴、阴廉穴。鹤膝风，贴膝眼穴。

(8) 治心腹疼痛，或胀满，贴中脘穴。肚痛水泄痢疾，贴脐，并贴气海穴。

(9) 治远年近日咳嗽，气急哮喘，夜卧不宁，贴两肺俞穴。

(10) 治怒伤肝气，两胁胀痛，贴期门穴、章门穴。痞块，贴气海穴，兼贴患处。

(11) 治妇女月经不调，或经至腹疼，或崩漏带下，子宫寒冷，素难受胎，贴两涌泉穴、阴交穴、关元穴。跌打损伤，俱贴患处。腰痛，贴肾俞穴。

（12）治寒痰结核于肉内，皮色不变，贴患处。

（13）治无名肿毒，疮疖未破，轻者贴之即消，重大者排脓败毒，破者拔去脓根，仍贴旧药生肌收口。

（14）治先天不足，后天亏损，骨痿身瘦，阳气虚弱，以致腠理不密，易受风寒，常多疾病，贴涌泉穴，兼贴肾俞穴、关元穴。

【按语】　以上主治病症甚多，恐有过誉之嫌。

44. 涌泉膏

【组成】　大海龙（雄黑雌黄，长尺余者佳，无则用海马亦可，终不如海龙之妙）一对　生附子（重一两五分，切去芦头，用童便、甘草水各浸一日，洗净）一个　锁阳三钱　零陵香三钱　穿山甲（要大片）三钱

【制法】　用香油一斤四两，浸药三五七日，熬枯去渣，每油一斤，加黄丹六两五钱，再熬，下阳起石、麝香各五钱，冬虫夏草、人参、母丁香各三钱，共为细末，搅匀收膏。埋土内七日，摊如钱大，贴两足心，十日一换，不可间断。

【功用】　温肾壮阳，益气补虚。

【主治】　治男妇下元虚损，五劳七伤，咳嗽痰喘气急，左瘫右痪，手足麻木，遍身筋骨疼痛，腰脚软弱，肚腹受寒，男子遗精白浊，女子赤白带下等症。

45. 神仙金不换膏

【组成】　黄连五钱　荆芥五钱　芫花五钱　川芎五钱　薄荷五钱　泽泻五钱　白鲜皮五钱　麻黄五钱　白芷五钱　羌活五钱　黄芩五钱　桔梗五钱　南星五钱　木通五钱　僵蚕五钱　当归五钱　生地五钱　独活五钱　黄柏五钱　甘草五钱　前胡五钱　牛膝五钱　杜仲五钱　苍术五钱　熟地五钱　秦艽五钱　甜苦梗五钱　栀子五钱　升麻五钱　山药五钱　远志五钱　陈皮五钱　银花五钱　川断五钱　海风藤五钱　香附五钱　青皮五钱　贝母五钱　桑皮五钱　草乌五钱　巴豆五钱　两头尖五

钱　五倍子五钱　枳壳五钱　细辛五钱　杏仁五钱　良姜五钱　桃仁五钱　五加皮五钱　山甲五钱　藁本五钱　乌药五钱　连翘五钱　首乌五钱　元参五钱　蒺藜五钱　茵陈五钱　苍耳五钱　防风五钱　益母草五钱　大黄五钱　柴胡五钱　猪苓五钱　地榆五钱　灵仙五钱　赤芍五钱　知母五钱　天麻五钱　川乌五钱　蜈蚣十条　桃、柳、榆、槐、桑条各三十寸

【制法】　用香油十二斤，熬枯去渣，入黄丹六斤，熬成膏，再入乳香、没药、血竭、龙骨、海螵蛸、赤石脂各五钱，轻粉三钱，冰片、麝香各二钱，潮脑、肉桂、丁香、阿魏各一两，共研细末，兑匀。

【主治】　专贴男妇小儿，不分远年近日，五劳七伤，咳嗽痰喘，左瘫右痪，手足麻木，遍身筋骨疼痛，腰脚软弱，偏正头风，心气疼痛，小肠疝气，跌打损伤，寒湿脚气，疟痢痞块，男子遗精白浊，女子赤白带下，月经不调，崩漏下血；兼治无名肿毒，瘰疬癧疮，杨梅恶疮，误服轻粉，致伤筋骨疼痛，变为恶毒，肿烂成疮等症。

【按语】　贴此膏可据病症、病位，选用适当穴位。痞块、肿毒、跌打损伤等贴于患处。孕妇勿贴。

101

46. 生肌膏（一）

【组成】　官桂二两　阿魏八钱　乳香六钱　没药一两

【制法】　用香油一斤，熬枯去渣，入黄丹六两成膏。

【功用】　活血消肿，祛腐生肌。

【主治】　大小诸毒恶疮破后，俱用此膏贴之。

【按语】　此膏能解毒消肿，溃腐生肌。初起日换一贴，将收口时不宜常换。

47. 生肌膏（二）

【组成】　当归　生地　地骨皮各等份

【制法】　用香油一斤，熬枯去渣，入黄丹半斤，白蜡二钱，乳香、没药各五钱。

【功用】　养血生肌，活血透热。

【主治】 诸般大小疮疡，痈疽、瘰疬，以及杨梅、顽疮。

【按语】 本方用生地、当归养血活血生肌，地骨皮善清透虚热，解毒。故利于疮疡生肌长肉收口。

48. 万应膏（一）

【组成】 当归一钱　赤芍一钱　川芎一钱　川乌一钱　草乌一钱　木鳖一钱　苦参一钱　火麻仁一钱　官桂一钱　首乌一钱　防风一钱　羌活一钱　独活一钱　白芷一钱　白蔹一钱　两头尖一钱　杏仁一钱　乌药一钱　生军一钱　山甲一钱　元参一钱　草节一钱　枳壳一两

【制法】 用香油三斤，熬枯去渣，入黄丹一斤，收膏，再加乳香、没药、血竭各一钱，研末兑匀。

【功用】 温经通络，祛风化痰。

【主治】

（1）五劳七伤，遍身筋骨疼痛，腰脚软弱，贴两膏肓穴、两肾俞穴。

（2）咳嗽痰喘，贴肺俞穴、华盖穴、膻中穴。

（3）男子遗精白浊，女子赤白带下，月经不调，崩漏下血，贴两阴交穴、关元穴。

（4）左瘫右痪，手足麻木，贴两肩井穴、两曲池穴。

（5）痢疾日久，贴关元穴。

（6）腰疼贴命门穴。

（7）小肠疝气，贴关元穴。

（8）心气疼痛，贴中脘穴。

（9）走气疼，贴两章门穴。

（10）寒湿脚气，贴两三里穴。

（11）一切无名肿毒，瘰疬臁疮，杨梅顽疮，跌打损伤，痞块等症，皆不必按穴，俱在本病患处贴。孕妇勿贴。

49. 万应膏（二）

【组成】 木香一两　大枫子一两　归尾一两　赤芍一两　川芎一两　川乌一两　草乌一两　苦参一两　蓖麻仁一两　肉

桂一两　防风一两　羌活一两　独活一两　白芷一两　白蔹一两　杏仁一两　大黄一两　山甲一两　元参一两　黄芩一两　南星一两　牛膝一两　生地一两　细辛一两　秦艽一两　连翘一两　草节一两　良姜一两　白及一两　风藤一两　牙皂一两　麻黄一两　枳壳一两

【制法】　用香油十二斤，入黄丹五斤，收之。

【功用】　温经通络，解毒化痰。

【主治】　专贴男妇小儿，不分远年近日，五劳七伤，咳嗽痰喘，遍身筋骨疼痛，寒湿脚气，闪腰岔气，小肠疝气，流火痞块，一切无名肿毒，瘰疬臁疮，杨梅顽疮等症。

【按语】　此二方均药多方大，温通化痰之力颇强，用治疮毒阴证。

50. 红玉膏（二）

【组成】　鸡蛋二个　血余三钱　槐枝十三寸（五钱）

【制法】　用香油四两，将上三味药炸至枯焦浮起，用绢滤净渣，入锅熬至滴水成珠，加黄丹二两，再熬片刻离火，下黄蜡二两，俟熔化搅匀收膏。

【功用】　化疗解毒，去腐生肌，消肿定痛。

【主治】　专贴梅疮顽疮，结毒臁疮，不论大小，诸毒通用。

51. 黑玉膏

【组成】　全当归三钱　白丁香二钱　苍术三钱　红花二钱　乳香末三钱　没药末三钱　血竭末二钱　香油半斤　官粉一匣　白蜡四两　素烛油四两

【制法】　先将香油入锅内，熬药渣枯，去渣后将药末、官粉、素烛油、白蜡同入锅内，熬至其色黑为度成膏。

【功用】　活血通络，解毒祛湿。

【主治】　专治一切无名肿毒，溃破者俱效；亦可用于湿毒疙瘩、暑毒疙瘩、臁疮脚气、妇人乳疮已破、小儿胎毒痘后余毒、火烫伤等症。

【按语】　据原方称，此膏为大内配方，初起者上之能消，已破者能化毒化腐生肌，又可消肿止痛，有"外科之圣膏"之称。

52. 神效硇砂膏

【组成】 象牙一两三钱　生山栀一两八钱　红硇砂六钱　血竭三钱　儿茶四钱　穿山甲一两二钱　男头发三两四钱

【制法】 桑、槐、桃、柳、杏五样嫩枝各五尺，切粗片，用麻油三斤，先将五枝煎枯捞出，次入象牙、山甲、山栀、头发煎枯，滤出药渣，复入锅内，倾入黄丹二十一两，急搅匀，熬至滴水成珠，退火等凉，入硇砂、血竭、儿茶，搅匀收之。

【功用】 解毒消肿，溃腐生肌。

【主治】 专治大小诸毒，痈疽疔疮，一切疑难恶证，发背砍头疮，鼠疮瘰疬，疳疮胯疽，海底漏，汤火冻疮；又贴妇人奶疮，小儿牙腐穿腮漏等症，贴太阳穴又治偏脑头痛、眼疾等。

【按语】 据原方称，此药已破未破俱可应用。未破者即消，已破者易敛。初起者日换一贴，收口者不宜常换。

53. 硇砂膏

【组成】 大黄五钱　黄柏五钱　黄芩五钱　千金子五钱　当归五钱　桃仁五钱　红花五钱　羌活五钱　麻黄五钱　细辛五钱　牙皂五钱　乌药五钱　花粉五钱　银花五钱　连翘五钱　山甲五钱　防风五钱　草乌五钱　巴豆三钱　白及三钱　血余三钱　蜈蚣十条

【制法】 用香油三斤八两，熬枯去渣，入黄丹二十一两，再入乳香、没药、血竭各四钱，硇砂五钱。

【功用】 解毒消肿，化腐生肌。

【主治】 大小疮毒，恶疮溃破，偏正头痛等。

【按语】 功用主治用法与前方大致相同。

54. 虾蟆膏

【组成】 大癞虾蟆一个　槐树皮（青而肥嫩者佳）三尺三寸　铅粉四两

【制法】 用香油十斤，熬去渣，铅粉收膏。

【功用】 解毒破结，消肿止痛。

【主治】 无名肿毒，大小疮疖，无论已成未成俱可。又治大人小儿食积、痞块、疳疾，身瘦肚大，俱贴肚脐上，痞块贴患处。又治四时疟疾，贴背心。

【按语】 原方说明称，愈后忌食田鸡、虾蟆。

55. 神应膏（一）

【组成】 穿山甲　川芎　木鳖子　大黄　生地　熟地　白及　赤芍　玄参　当归　白芷梢　天冬　麦冬各三钱　血余一团　香油二斤

【制法】 以上药味入油内熬枯去渣，入飞过黄丹一斤，离火入油内，后下细药：乳香、没药、儿茶各三钱三分，潮脑五钱。每料得膏二斤五两三钱九分。

【功用】 滋阴养血，活血通络，消肿溃坚。

【主治】 痈疽疮疡疔毒等症，初起漫肿无头，暴肿疼痛，溃后或流脓血清汁，或瘀血腐肉不化，或疼痛难忍者。

【按语】 此方用生地、熟地、二冬、玄参、当归等养血滋阴；穿山甲、川芎、赤芍、木鳖子、大黄、乳香、没药通络溃坚消肿。

105

56. 神应膏（二）

【组成】 香油一斤　乱铁线一团如鸡子大　杏仁一两　黄芪七钱半　元胡五钱　带子蜂房一两　蛇蜕五钱　黄丹五钱

【制法】 香油、铁线于窑中文武火熬至铁线枯，入杏仁一两，再熬枯黑，滤去渣，入黄芪七钱半、元胡五钱，熬一二时住火，候火力稍息，入带子蜂房一两、蛇蜕五钱，用柳枝不住手搅，慢火熬枯黑去渣，入黄丹（炒）五钱，熬至滴水成珠为度。

【功用】 解毒溃坚，消肿止痛。

【主治】 诸般恶疮疔毒。

57. 乾坤一气膏

【组成】 当归一两　白附子一两　木鳖肉一两　台麝四分续断一两　没药一两二钱　大生地一两　蓖麻仁一两　乳香一

两二钱（去油研面） 白芷一两 巴豆仁一两 穿山甲一两 白芍一两 蓬术一两 五灵脂一两 赤芍一两 三棱一两 元参一两 真阿魏二两 熟地一两 肉桂一两

【制法】 用香油五斤，漳丹三十两。火用桑柴。

【功用】 通络散结，活血消痞。

【主治】 专治痞疾，无论新久。又治诸风瘫痪，湿痰流注，各样恶疮，百般怪症，头痛，男子夜梦遗精，妇人赤白带下，男妇精寒血冷，久无嗣息等。

【按语】 方大药多，活血散结之力较强，主治痞块结肿，外敷效佳。

58. 黄龙膏

【组成】 当归一两 大黄一两 黄柏一两 生栀子一两 黄芩一两

【制法】 香油一斤，将诸药熬至黄色去渣，入黄丹四两，和匀收之。

【功用】 解毒泻火，去腐生肌。

【主治】 诸般疮毒，痈毒疔肿，一切无名肿毒，及瘰疬瘰疬疮，跌打损伤杖伤，冻裂诸疮，溃烂如盘。

【按语】 本膏长于清热解毒泻火，且能活血去腐，生肌长肉。倘遇虚弱年老之人，服大补气血之药，助之更妙。

59. 头风太阳膏

【组成】 青黛 决明子 黄连 黄芩 桑叶 归身 生地 红花 防风 紫苏叶 川贝母各等份（除青黛外，共为粗末）

【制法】 香油熬去渣，加朱砂十分之三，红丹十分之七，青黛收膏，青布摊贴。

【功用】 清肝泻火，疏风止痛。

【主治】 偏正头风。

【按语】 原方说明，左疼贴右太阳穴，右贴左。

60. 接骨膏

【组成】 生地四钱 文蛤二钱五分 香附二钱八分 大戟

四钱　芫花二钱八分　甘遂八钱　蜈蚣四条　巴豆三钱三分　三棱四钱　全蝎二钱八分　蛇蜕二钱　麻黄三钱二分　大黄四钱　川乌四钱　草乌四钱　黄柏二钱八分　槟榔二钱二分　桃仁二钱八分　山甲二钱八分　牵牛二钱八分　防风二钱八分　川姜三钱二分　皂角三钱二分　木鳖四钱　黑参独活　川厚朴　川连　莪术　枳实　细辛　当归　蓖麻　香油斤半　陀僧不拘多少

【功用】　搜风逐邪，化瘀通络，发汗疏风，行气止痛。

【主治】　男妇左瘫右痪，口眼歪斜，半身不遂，下部痿痹，打破伤风，暗风等症，久患腿痛，遍身或有红肿风块，或骨节疼痛，一切风进损伤等。

61. 接骨化痞膏

【组成】　红花三钱　当归三钱　木瓜二钱　连翘二钱　防风二钱　赤芍二钱　白芷二钱　川椒二钱　花粉二钱　川芎二钱　天麻二钱　头发二钱　乳香五钱　槐条七段

【制法】　香油二斤，漳丹一斤，熬膏摊贴。

【功用】　活血接骨，消肿止痛。

107

【主治】　伤筋动骨，皮肉绽裂，甚至筋断骨碎，痈疽发背，对口疔毒，湿痰流注，瘰疬鼠疮，乳痈乳毒，癣疥顽疮，肚腹痞块，虫伤蝎螫等。

【按语】　原方注明系大内配方。此膏重在活血化瘀，祛风消肿，而能接骨止痛，兼治疮毒。

62. 清痰膏

【组成】　皂荚（全打碎）四两　当归（切）八两　香白芷（切片）十六两　左秦艽（切片）十六两　打升麻（切片打）十六两

【制法】　用大麻油十一斤，浸三日。文火熬枯，滤净渣，入黄丹五十两，至滴水成珠，再入净乳香、净没药、生南星、生半夏各四两，研极细末，筛净搅匀。再入肉桂四两为末，离火，入上好麝香五钱，和为膏。或膏中不用麝香，临用时每张加麝香二三厘。孕妇禁用麝香膏。药用厚油纸摊。

【功用】 祛风化痰，活血消肿。

【主治】 营卫不和，无名肿毒，痰核流注等症。

【按语】 方中皂荚辛散温通，可祛痰托毒、消肿溃疮，现代药理研究，其主要成分是皂苷，在体外对某些革兰阴性菌和皮肤真菌有抑制作用。用此方贴治疮疽阴症当效。

63. 虎骨镇风膏

【组成】 全虎骨一架 麻黄 桂枝 官桂 羌活 生杜仲 川芎 秦艽 当归 生地 生山甲 独活 川乌 草乌 川断 川附子 千年健 钻地风 牛膝 红花 龙骨 海螵蛸 桑枝 槐条以上各一两。

【制法】 用香油十斤，将前药炸枯去渣，加入熊油二两，苏合油五钱，再入炒漳丹六十两，熬至滴水成珠，再入后药：乳香五钱 没药五钱 樟脑五钱 丁香三钱 肉桂五钱 血竭三钱 冰片三钱 麝香三钱。

共研极细面，兑入前药内，搅匀为度，熬成，掏滑石面上，冷结成坨，装入坛中，撒滑石面。用时以勺化开摊贴，勿令见风。虎骨小，用香油九斤。

【功用】 补肝肾，强筋骨，祛寒湿，化瘀血，通经络，止痹痛。

【主治】 血虚受风，筋骨腰膝疼痛及一切寒湿为患。

【按语】 为保护野生动物，已禁用虎骨。可用"赛龙"作为虎骨的代用品。赛龙的原料来源于青海省一种普通的野生动物，治疗风湿骨痛疗效与虎骨相似，已被卫生部批准为一类新药。

64. 太乙膏

【组成】 黑参 白芷 当归 赤芍 肉桂 生地各一两

【制法】 上捣碎，用麻油三斤浸之，春五日，夏三日，秋七日，冬十日。用文武火熬，等白芷焦色，离火候冷，滤去渣，再熬数沸。候油稍温，旋下好黄丹一斤，用柳棍不住搅之，以药滴水中不散为度，黄丹务要汤泡过，炒令紫黑色，研之极细方好。

【功用】 温经活血，滋阴养血，消肿止痛。

【主治】 发背痈疽，湿痰流注，汤烫火烧，无名肿毒。

【按语】 黑参即玄参。此方即《太平惠民和剂局方》神仙太一膏，又名神仙太乙膏。

65. 加味太乙膏

【组成】 元参 白芷 当归 赤芍 肉桂 生地各二两 柳枝、槐枝各十尺 没药三钱 大黄二两 木鳖二两 阿魏三钱 轻粉（研不见星）四钱 黄丹（水飞）四十两 乳香五钱 血余一两

【制法】 上将元参、白芷、当归、赤芍、肉桂、生地、柳枝、槐枝、木鳖、大黄入五斤麻油中浸之，春五日，夏三日，秋七日，冬十日。用大锅慢火熬至药枯浮起为度，住火片时，用布袋滤去渣，将油称准，用旧细绢将油又滤入锅内，要以清净为佳，将血余投上，慢火熬至血余浮起，以柳枝挑看似膏熔化之象方算熬熟。净油一斤，将飞过黄丹六两五钱，徐徐入，火加大些。夏秋亢热，每油一斤，加丹五钱，不住手搅，候锅内先发青烟，后至白烟叠叠旋起，气味香馥者，其膏已成。即便住火。将膏滴入水中，试软硬得中。如老加热油；如稀加炒丹各少许。等老嫩得宜，烟尽掇锅来，方下阿魏，切成薄片，散于膏上化尽。次下乳香、没药、轻粉，搅匀，倾入水中，以柳棍搂成一块。又换凉水浸片时，乘温每膏半斤，扯拔百转成块。又换冷水浸。随用时每取一块，铜勺内复化，摊贴。

【功用】 活血通络，滋阴养血，解毒消肿。

【主治】 发背痈疽，一切恶疮，湿痰流注，风湿遍身筋骨走注作痛，汤烫火伤，刀伤棒毒，五损内痈，七伤外症；又治男子遗精，女子带下，脏毒肠痈，诸般疮疖。

【按语】 此方即《外科正宗》加味太一（乙）膏，系由《太平惠民和剂局方》神仙太一（乙）膏加味而来。

109

66. 风寒麻木止痛膏

【组成】 当归一两　川芎五钱　羌活五钱　独活一两　灵仙五钱　钩藤一两　川乌一两　草乌一两　山甲（生）一两半　木瓜一两　杜仲二两　木鳖子五钱　银花五钱　连翘五钱　藏红花一两　川牛膝二两　透骨草一两　地骨皮一两半　生蕲艾一两　乳香两半　没药二两　防风五钱　桂枝两半　荆芥五钱　木香一两　漳丹三斤半　生姜半斤　麝香不论多少　妇人发一团　香油八斤

【制法】 以上诸药共入瓷盆内，用香油泡一夜。用铁锅熬，以槐柳棍搅，看山甲黄糊色即好，过罗去渣，将油入锅再熬开，将妇人发入内化净，即下漳丹再熬，到滴水成珠即好，即将麝香再入药内。

【功用】 温经活血通络，搜风解毒止痛。

【主治】 风寒麻木，腰腿疼痛，肚内五积六聚及痢疾泄肚等。

【按语】 此方较大，强筋骨、通经脉、祛风止痛。用时贴于患处即可，治痢疾、泄肚当贴于尾骨、肚脐二穴。

110

67. 观世音菩萨救苦神膏

【组成】 大黄一两　细辛七钱　木鳖子（研）一两　三棱一两　芫花八钱　白芷八钱　天花粉七钱　桃仁（研）七钱　蜈蚣十条　槟榔七钱　密陀僧（研，收膏用）四两　甘遂二两　生地一两　大戟八钱　莪术一两　黄柏八钱　枳实八钱　独活七钱　蓖麻子二两　蛇蜕五钱　草乌七钱　全蝎（去钩）七钱　五倍子七钱　皂角八钱　黄连五钱　元参七钱　穿山甲七钱　香附七钱　羌活八钱　当归一两五钱　川厚朴七钱　杏仁七钱　麻黄八钱　巴豆八钱　防风七钱　川乌一两　肉桂八钱（研末，取膏放入）　飞过黄丹二斤四两（收膏放入）。

【制法】 地道药材称准，用真香油六斤，浸瓷盆内数日，然后熬膏。用桑皮纸摊成大小膏药，对症贴之即愈。每修合药时，须净手净口。

【功用】 搜风通络，活血止痛。

【主治】

（1）偏正头风，左患贴右，右患贴左，正患贴印堂，并卷条塞鼻孔中，口含甘草汤咽之。

（2）治眼科七十二症。肿病，将耳上角针刺血出贴上。星障翳膜，卷毛倒睫，迎风流泪等症，左患塞左鼻孔，右患塞右鼻孔，卷条塞之，常服甘草汤。

（3）喉咙三十六症。单双蛾、喉闭、喉风，贴喉上。口含甘草水。

（4）牙疼，贴上即止，勿服甘草汤。

（5）治诸般腹痛、胃口疼痛、丹田痛，即于疼处贴之，服甘草汤。丹田穴在脐下一寸七分。

（6）中风瘫痪，左患贴左，右患贴右，服甘草汤。不省人事，痰声如锯，作丸清汤送下，其痰立下。若牙关紧团，用铁筋撬开，将水灌下，或作条插鼻孔中。

（7）治劳瘵病，贴夹脊穴、尾闾穴、脐口，饮甘草汤。咳嗽吐痰，贴前后心，仍服消痰降火补药。此膏能攻病，不能补虚。不可吞服。

（8）治臌胀，水臌、气臌、血臌、俱贴脐下丹田穴，不可饮甘草水。

（9）治噎膈，气膈、食膈、痛膈，俱贴胃口、肚脐，常服甘草水。如塞在咽，口咽不下，贴喉外，口含甘草水。

（10）治哮喘、咳嗽诸症，俱贴前心后心，饮甘草水。如痰盛气塞不通，或用条塞鼻孔中，或作丸吞服，不可服甘草水。

（11）治大小便闭，俱贴肚脐，饮甘草水。

（12）治伤寒时疫，贴肚脐，饮甘草酒，一醉汗出即愈。

（13）疟疾，一日、二日、三日，俱贴肚脐，饮甘草汤。

（14）治妇人赤白带下，贴肚脐及丹田穴，常服甘草水。

（15）治各种痢疾，俱贴胃口、肚脐。

（16）治小儿惊风目翻上，气喘痰壅气不通，作条塞鼻孔

111

中，贴一膏于脐上。

（17）治小儿诸疳症，贴肚脐上。口疳贴牙床上。口疳不必饮甘草水。

（18）治妇人经闭不通，贴丹田穴。

（19）治血块癥积，贴脐上，并贴癥上，饮甘草汤。

（20）治外科疔疮，内服外贴，勿饮甘草水。背疽肿痛疔毒，俱贴患处，饮甘草水。痛，作丸服，并贴肺俞穴，勿服甘草水。

（21）治臁疮脚气，摊上反贴，上盖以纸，以带敷定，一日洗换，十日即愈。

（22）治大便肠风下血，梦遗白浊，俱贴肚脐，饮甘草水。

（23）治痔漏，内则卷条插入，外则贴之。

（24）治跌打损伤，贴患处，饮甘草水自愈。

【按语】 宫中配本又有"观音大士救苦神膏"，与本方药味相同。

112

四、敷 贴 方

（一）面风敷贴方

1. 僵蚕全蝎敷治方

【组成】 僵蚕三钱　全蝎（去毒）二个　香皂三个

【制法】 共捣为泥，随意糊之。

【功用】 祛风痰，止痉挛。

【主治】 面肌抽动，口眼歪斜。

【按语】 此方为光绪二十八年四月二十四日，太医庄守和拟制，是由著名的方剂牵正散加减而成。此方捣泥外用，温酒或白开水和服亦可。查光绪二十八年四月二十五日慈禧太后脉案，载有："脉息左关弦数，右寸关滑数……目皮颊间跳动，视物不爽"，并无口眼歪斜，必是面神经痉挛。

2. 祛风活络贴药方

【组成】 防风三钱　白芷三钱　白附子二钱　僵蚕三钱
天麻二钱　薄荷一钱五分

【制法】 共研细面，兑大肥皂六两，蒸透，和匀，随意
敷用。

【功用】 祛风化痰，活络通经。

【主治】 面风症（面神经痉挛）。

【按语】 本方祛风化痰通络，用于治慈禧面风症。此方见
于光绪三十年正月二十七日慈禧医案。

3. 鸡血藤祛风活络贴药方

【组成】 鸡血藤膏面二两　大角子四两　香肥皂十锭

【制法】 将大角子、香肥皂用黑糖水化开，和匀为团，每
团二两（每团改为二钱）。

【功用】 行血补血，祛风通络。

【主治】 面风。

【按语】 此方系光绪二十九年八月初七日为慈禧所配。鸡
血藤行血补血，祛风通络，可治面风。鸡血藤膏始见于 1805 年
的《本草纲目拾遗》，1725 年雍正《顺宁府志》亦载。

4. 防芷辛蚕敷膏*

【组成】 防风二钱　白芷二钱　细辛一钱　僵蚕三钱

【制法】 共研极细面，兑大肥皂膏调匀。

【功用】 祛风通络。

【主治】 面风。

【按语】 本方是光绪二十九年九月初二日御医庄守和为慈
禧所拟治面风方。

5. 蓖麻子膏

【组成】 蓖麻子一两

【制法】 去皮捣泥，摊布光上，贴面跳动之处，或掺于大
肥皂膏内贴之亦可。

【功用】 通络祛风。

113

【主治】 面风。

【按语】 此方为光绪三十年三月二十九日,太医庄守和为慈禧所配。蓖麻子,辛甘性热,善走能开通诸窍经络之风气,多作外用,可消肿拔毒,治痈疽肿毒,更治手臂风疾。《本草纲目》中记有验案。

6. 祛风活络贴药又方

【组成】 白附子五钱 僵蚕一两 蝎尾五钱 薄荷三两 防风一两 芥穗一两 天麻一两 炙草一两 川羌活五钱 乌头五钱 川芎五钱 藿香五钱

【制法】 共研细面,用大角子四十个,香肥皂二十个,黑糖水化开,合药为锭,每锭二两。

【功用】 祛风痰,温通经脉。

【主治】 面风。

【按语】 此方是光绪三十年六月初三日太医庄守和、姚宝生为慈禧拟配。此方是前述祛风活络贴药方加味,其中加有羌活、川芎。现代研究证明,此二药有抗血栓形成的作用,并可改善微循环。藿香芳香而微温,通而不燥,较之慓悍祛寒涤痰之乌头,有其独到之处。

7. 祛风润面散

【组成】 绿豆白粉六分 山柰四分 白附子四分 白僵蚕四分 冰片二分 麝香一分

【制法】 共研极细面,再过重罗,兑胰皂四两,拌匀。

【功用】 祛风痰,通经脉。

【主治】 面风。

【按语】 本方为牵正散加减,妙在加麝香、绿豆粉。麝香开窍、通络、散瘀;绿豆粉甘凉解毒,能滋润肌肤,相得益彰。慈禧于光绪三十年二月至次年二月间四次配用此散外用,当有一定效验。

8. 祛风活络贴药法

【组成】 防风三钱 白芷三钱

【制法】 共研极细末，兑大角子二两，和匀为团。

【功用】 祛风通络。

【主治】 面风。

【按语】 为慈禧面风所拟，见光绪三十一年正月十一日慈禧医案。

9. 祛风活络贴药

【组成】 辛夷一钱　霜桑叶一钱　僵蚕一钱　白附子一钱

【制法】 共研极细面，兑大角子二两，和匀为团。

【功用】 祛风化痰。

【主治】 面风。

【按语】 仍为牵正散加减化裁方。慈禧于光绪三十一年二月与次年二月两次用此方。

10. 正容膏

【组成】 蓖麻子（去皮）五钱　冰片六分

【制法】 共捣为泥，敷于患处，左㖞敷右，右㖞敷左。

【功用】 疏风开窍。

【主治】 面风。

【按语】 为慈禧面风所拟。

11. 活络敷药方

【组成】 乳香（去油）二钱　没药（去油）二钱　麝香（用时现兑）一分

【制法】 共研细面，合大角子二两，掺匀，敷于跳动之处。

【功用】 活络通窍。

【主治】 面风。

【按语】 此为光绪三十二年闰四月十六日御医姚宝生为慈禧拟方。此方用乳、没调气活血；用麝香更能增强活血通窍之力。且乳、没均去油，张锡纯在《医学衷中参西录》中认为二药："虽为开通之品，不致耗伤气血"，主张"最宜生用。"

12. 白附子方

【组成】 白附子三钱

115

【制法】 研极细面，用大角子二两，掺匀，每锭重一两。

【功用】 祛风消痰活络。

【主治】 面风。

【按语】 此方为光绪三十二年六月十二日慈禧用于治面风方。方中白附子为祛风除痰活络常用药，古方除牵正散外，其它如《证治准绳》蝎附散、定搐散，王海藏之返魂丹，沈金鳌之八仙散等均用之，但多用作内服，此处则用作外用。

13. 清热祛风贴药法

【组成】 防风二钱　薄荷八分

【制法】 共研细面，兑大角子二两，掺匀作锭贴之。

【功用】 清热疏风。

【主治】 面风。

【按语】 防风祛风而不燥，为风药中治挛急的好药。薄荷辛凉，能使局部毛细血管扩张，有利于药物的吸收。

14. 牵正散

【组成】 蓖麻子（去皮）五钱　全蝎（去毒）一钱五分　白附子五钱

【制法】 共研细末，兑大角子一两五钱，和匀摊于布上，贴风府穴上。

【功用】 祛风痰，活血络。

【主治】 面风。

【按语】 本方虽亦名"牵正散"，但并非《杨氏家藏方》牵正散之原方，而是加减化裁方（去僵蚕，加蓖麻子）。见于光绪三十二年八月十六日慈禧医案。

（二）其他贴敷方

1. 活络贴药方

【组成】 乳香一钱　没药五分　威灵仙五分　片姜黄五分　儿茶三钱　独活五分　生香附五分

【制法】 共研极细末，用茶卤调匀摊于布上。微火熥融，贴于痛处。

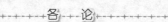

【功用】 活血通络，祛风止痛。

【主治】 关节疼痛，筋骨不适。

【按语】 此为光绪年间太医全顺等给光绪所拟。此方在活络之中兼以祛风止痛，重用儿茶，旨在除湿敛疮。现代研究证明，儿茶水浸剂对多种皮肤真菌有抑制作用。配乳香没药可活血通络；配灵仙独活可祛风除湿。又加入生香附，或取其行气以通络，行气止痛。此方虽为外治方，也寓内治之理。

2. 清头目敷药

【组成】 鲜丁香叶二钱　鲜八宝叶二钱　鲜薄荷叶一钱大黄二钱　荸荠三个　黄土五钱　醋酌用。

【制法】 共研为泥敷上，用神效活络丹一丸兑匀。

【功用】 清利头目，消积导滞。

【主治】 头目眩晕，饮食欠香。

【按语】 慈禧太后肝阴有热，中气欠舒，头目眩晕。用此方，芳香清利，内以泻热。

3. 头痛外贴方

【组成】 川芎三钱　白芷三钱　白附子三钱

【制法】 共研极细末，用葱白共捣如泥，粘贴太阳穴。

【功用】 祛风痰，止头痛。

【主治】 头痛。

【按语】 方中川芎，行血中之气，止头痛；白芷、白附子，祛风痰、止头痛。本方用于治头痛当有效。

4. 疏风活络方

【组成】 麻黄四钱　石膏二钱　桂心一钱　干姜一钱　川芎一钱　当归五分　黄芩五分　杏仁七粒　竹沥二钱

【制法】 共研细面，兑大角子掺匀，敷于患处。

【功用】 疏风活络，温经通脉。

【主治】 风寒所袭，经络闭阻之症。

【按语】 光绪三十二年十月二十三日慈禧医案所载此方，未记所治病症，或为治面风，尚难断定。

117

5. 菊叶敷方*

【组成】 鲜菊花叶

【制法】 加盐少许，同捣烂，敷指上。

【功用】 清热解毒。

【主治】 指肿。

【按语】 此小方治嘉庆朝三阿哥侧福晋手上生一小红疙瘩。

6. 柳矾外敷方*

【组成】 柳叶一钱 杏仁三个 枯矾二钱

【制法】 共捣为泥，敷于患处。

【功用】 清热解毒燥湿。

【主治】 湿热、热毒所致局部疾患。

【按语】 用此方时，太监李莲英病脾湿生热，经络不畅等症。外用此方贴敷，内服清热畅中之剂。

7. 芷柏香附外敷药方*

【组成】 白芷一钱五分 盐柏一钱五分 僵蚕一钱 白附子七分 香附（生）一钱五分

【制法】 共为细面，用红碗胭脂调敷。

【功用】 消风理气，清热解毒。

【主治】 面起风粟症。

【按语】 此方用于治秀格格因风热入于血分倒经，面部起风粟症。御医采用内服疏风清血之剂，外用消风之药，以治面起风粟症。见于光绪三十四年十二月初二日医案。

五、熏 洗 方

（一）洗头面方

1. 祛风活络洗药方

【组成】 防风二钱 白芷二钱 白附子二钱 僵蚕三钱细辛六分 天麻一钱半 白菊花二钱 南星二钱 橘络三钱薄荷一钱

118

【制法】 水煎，热熏，温洗。

【功用】 祛风活络。

【主治】 面风。

【按语】 本方是牵正散与奇风散合方加减而成，祛风活络之力较专。方中僵蚕用量最大，取其熄风化痰解痉之功。

2. 白菊连防洗药方*

【组成】 荆芥一钱五分　连翘三钱　防风三钱　白芷三钱薄荷一钱五分　菊花三钱

【制法】 水煎外洗。

【功用】 疏风清热止痒。

【主治】 风痒。

【按语】 此方是同治十三年二月十三日御医杨安贵为李莲英所拟，未载治何病，以方测症，当为皮肤瘙痒。

3. 清上除湿熏洗方

【组成】 甘菊花一钱五分　薄荷一钱五分　赤芍二钱　青皮二钱　元明粉二钱

【制法】 水煎，随时熏洗。

【功用】 疏风清上，理气除湿。

【主治】 头眩跳动。

【按语】 此方用于治端康皇贵妃肝经有热，气血不畅，头眩跳动等证。

4. 洗头方（一）

【组成】 天麻一钱五分　桑叶一钱　薄荷八分　白芷一钱五分　防风一钱五分　羌活一钱　银花一钱　川椒六分

【制法】 水煎洗之。

【功用】 疏风清热，活络止痛。

【主治】 头痛眩晕。

【按语】 此方系太医范一梅、佟成海所拟光绪洗头方。洗头方是光绪常用之方，是外治法的一种。自光绪二十九年，光绪经常头痛眩晕，据其自述，系因天寒未戴小帽引起。且谓：

119

"严寒之时，寒气凉风深入脑髓，以致频作头痛。"从本书所记的十余个洗头方分析，其药物以清头明目、祛风散寒为主，多用薄荷、白芷、天麻、防风、桑叶等药，并随病情变化有所加减。在光绪的起居注中，记用洗头方甚多，或许对治疗头痛眩晕有一定的作用。

本方天麻可治肝虚头痛及眩晕；薄荷、桑叶清肝明目、疏风清热；白芷、防风、羌活表散风寒、祛风止痛。惟川椒味辛性热，可散寒除湿，温中止痛，用之一则可助辛温药发散，二则可除湿浊，理肢节之痛。以后诸方均宗此方化裁而来。

5. 洗头方（二）

【组成】 天麻一钱　薄荷一钱　防风一钱五分　羌活一钱　银花一钱　川椒六分　藁本一钱五分　菊花一钱五分

【制法】 水煎，洗之。

【功用】 疏风清热，止痛。

【主治】 头痛、眩晕。

【按语】 本方即前方去桑叶、白芷加藁本、菊花而成。以助清头目风热之力。

6. 洗头方（三）

【组成】 天麻一钱五分　冬桑叶二钱　薄荷叶一钱　防风二钱　银花二钱　川椒七分　菊花一钱五分　生石膏四钱

【制法】 水煎，洗之。

【功用】 疏风清热，止痛。

【主治】 头痛、眩晕。

【按语】 此方即洗头方（一）去白芷、羌活，加菊花、石膏而成。显然系因（一）方辛温发散之力较强，而改以菊花辛凉解表，石膏甘寒解肌，以防发散过度，而对光绪阴虚之体有所不宜。

7. 洗头方（四）

【组成】 冬桑叶一钱五分　薄荷一钱五分　白芷二钱　羌活一钱　银花二钱　菊花一钱五分　蔓荆子（研）一钱　连翘

一钱

【制法】 水煎，洗之。

【功用】 疏风清热，止痛。

【主治】 头痛、眩晕。

【按语】 本方即洗头方（一）去天麻、防风、川椒而加菊花、蔓荆、连翘而成。用方大旨乃防辛散太过。而天麻主治阴虚眩晕，本方主要是治头痛，故亦减之。

8. 洗头方（五）

【组成】 薄荷一钱五分　香白芷二钱　防风二钱　羌活一钱　银花二钱　川椒七分　甘菊花一钱五分　生石膏三钱

【制法】 水煎，洗之。

【功用】 疏风清热，止痛。

【主治】 头痛、眩晕。

【按语】 本方即洗头方（一）去天麻、桑叶，加石膏、菊花，乃从辛凉透表，解肌清热立意。

9. 洗头方（六）

【组成】 天麻一钱　冬桑叶三钱　薄荷叶一钱　白芷二钱　甘菊二钱　赤芍（炒）二钱　酒芩一钱五分　竹叶一钱

【制法】 水煎，洗之。

【功用】 疏风清热，止痛。

【主治】 头痛、眩晕。

【按语】 本方即洗头方（一）去防风、羌活、银花、川椒，加菊花、赤芍、酒芩、竹叶。为御医范一梅为光绪所拟化风清热洗头方，其功用即是化风清热。方中竹叶清热除烦。

又，御医拟此方时正值亥刻，想必光绪此时头痛眩晕较甚，为急召所拟。由此推测，中药洗头当为治光绪头痛眩晕较为有效之法。

10. 洗头方（七）

【组成】 桑叶一钱　白芷一钱五分　防风一钱　羌活一钱　银花一钱五分　蔓荆子一钱　生石膏四钱　丹皮二钱

【制法】 水煎，洗之。

【功用】 疏风清热，止痛。

【主治】 头痛、眩晕。

【按语】 本方即洗头方（一）去天麻、薄荷、川椒，加蔓荆子、石膏、丹皮。用丹皮之目的，或为增加凉血活血之功。

11. 洗头方（八）

【组成】 明天麻二钱 薄荷一钱五分 白芷二钱 防风二钱 川椒一钱 生石膏四钱 青连翘二钱 葛根二钱

【制法】 水煎，洗之。

【功用】 疏风清热，止痛。

【主治】 头痛、眩晕。

【按语】 本方即洗头方（一）去桑叶、银花、羌活，加石膏、蔓荆子、葛根，似为加强清头明目之功而设。现代研究证实，葛根能改善脑血液循环。

12. 洗头方（九）

【组成】 天麻一钱 桑叶一钱五分 薄荷一钱 白芷二钱 羌活一钱五分 川芎二钱 藁本二钱 甘菊一钱

【制法】 水煎，洗之。

【功用】 疏风清热，止痛。

【主治】 头痛、眩晕。

【按语】 本方即洗头方（一）去防风、银花、川椒，加藁本、菊花、川芎。具有祛风止痛之功效，其中川芎辛温，活血开郁为止痛之要药。

13. 洗头方（十）

【组成】 薄荷一钱五分 防风二钱 羌活二钱 银花二钱 川椒八分 菊花二钱 荆穗二钱 连翘二钱 僵蚕一钱 苏叶一钱

【制法】 水煎，洗之。

【功用】 清热祛风，止痛。

【主治】 头痛、眩晕。

【按语】 本方亦宗洗头方（一）而来，但去白芷、桑叶、天麻，加菊花、连翘、荆穗、苏叶、僵蚕。主要目的在于清热祛风止痛。

14. 洗头方（十一）

【组成】 薄荷七钱　防风一两　羌活一两　甘菊花一两　荆芥穗一两　僵蚕四钱　白芷八钱　川芎一两　藁本一两　赤芍一两　防己八钱　蝉蜕八钱

【制法】 水煎，洗之。

【功用】 疏风清热，活血散风止痛。

【主治】 头痛、眩晕。

【按语】 本方即洗头方（十）去银花、川椒、苏叶、连翘，加藁本、赤芍、川芎、防己、蝉蜕、白芷。旨在增加活血散风止痛之功。

15. 头痛洗药方（一）*

【组成】 白芷一钱五分　蝉衣一钱　藁本一钱五分　苦梗二钱　薄荷一钱　橘络一钱

【制法】 水煎，外洗。

【功用】 消风热，止头痛。

【主治】 头目昏胀疼痛。

【按语】 此方为御医杨世芬为光绪拟洗药方。本方轻清扬上，消风热，止头痛，于头目昏胀疼痛者宜。

16. 头痛洗药方（二）*

【组成】 霜桑叶一钱五分　防风一钱五分　薄荷一钱　天麻一钱　青连翘一钱五分　银花一钱　生石膏三钱　川椒六分

【制法】 水煎，洗之。

【功用】 消风热，止头痛。

【主治】 头目昏胀疼痛。

【按语】 本方是御医佟成海为光绪所拟。此方清热与祛风同用，当时所拟应为风热头痛而设。使用川椒，除对患处局部有止痒作用外，尚可治皮肤湿疹瘙痒。

123

17. 头痛洗药方（三）*

【组成】 香白芷二钱　防风一钱五分　葛根一钱五分　天麻一钱　金银花二钱　生石膏三钱　川椒一钱　乳香（研）一钱

【制法】 水煎，洗之。

【功用】 祛风除湿，清热定痛。

【主治】 前额头痛。

【按语】 此方白芷、葛根、石膏三药同用，当治前额头痛。值得注意的是，虽在冬月，仍用银花、石膏不忌，可见御医处方，坚持对证用药是辨证用药原则。

18. 祛风清上洗药方

【组成】 防风三钱　川芎二钱　白芷二钱　薄荷一钱　桑叶二钱　甘菊一钱五分　天麻一钱

【制法】 用水熬透，洗之。

【功用】 疏风热，止头痛。

【主治】 偏正头痛，头目昏重等证。

【按语】 本方是御医范一梅为光绪所拟。此方与《局方》川芎茶调散、《本事方》川芎丸相类，主治偏正头痛、头目昏重等证。川芎为血中之气药，能上行头目，下行血海，功能活血祛瘀，祛风止痛。现代药理研究，川芎有镇静、镇痛、止痉作用。古方芎麻散，川芎和天麻相伍，可治肝风头晕痛。

19. 祛风蠲麻洗药方

【组成】 明天麻二钱　防风二钱　白芷二钱　僵蚕（炒）二钱　南薄荷一钱五分　藁本二钱　全归三钱

【制法】 水煎，洗之。

【功用】 平肝熄风，疏风止痛。

【主治】 头目眩晕疼痛、耳鸣等症。

【按语】 光绪后期常有头目眩晕疼痛、耳鸣等症。本方即为此而设。天麻为定风神药，又名定风草，可平肝熄风，祛风除湿，药理研究证明，此药可镇痛、抗癫痫、促进胆汁分泌。

方中配以僵蚕、当归等药，治风治血同行；配以白芷、藁本、薄荷，治头痛目眩诸疾。药仅七味，可见御医用药精细。

20.治脸肿方

【组成】当归一钱　荆芥五钱　防风五钱　秦艽三钱　连翘五钱　银花五钱　川连三钱　甘草一两

【制法】用水五、六大碗，煎至二、三碗，先熏，后洗之。

【功用】祛风除湿，清热解毒。

【主治】面肿。

【按语】本方用于治因受风湿所致之面肿，或当有效。

21.清上止晕沐方

【组成】明天麻二钱　薄荷二钱　甘菊二钱　桑叶一钱　炒蔓荆三钱　川芎二钱　藁本二钱

【制法】水煎，沐之。

【功用】清热散风。

【主治】眩晕、头痛。

【按语】本方一派清热散风药，适宜于肝阴不足而兼风热之眩晕头痛。方中蔓荆、藁本同用，应治头顶、两侧太阳经头痛之症。

22.化风清上沐方（一）

【组成】南薄荷二钱　防风一钱五分　白芷二钱　粉葛一钱五分　炒蔓荆二钱　川芎二钱　桑叶一钱

【制法】水煎，沐之。

【功用】疏风止痛。

【主治】头痛。

【按语】本方有白芷、粉葛，无藁本，治头痛偏于前额者为宜。蔓荆、川芎同用，能活血祛风止痛。

23.化风清上沐方（二）

【组成】南薄荷二钱　防风二钱　白芷二钱　苏叶一钱　明天麻二钱　藁本二钱　甘菊二钱

【制法】水煎，沐之。

【功用】 疏风止痛。

【主治】 头痛。

【按语】 本方较前方发散之力为强，苏叶、藁本同用，又值冬月，恐光绪又有感寒之症。故辛凉之中杂以辛温，温散寒邪。

24. 清上祛湿沐方

【组成】 明天麻二钱　薄荷二钱　赤芍二钱　藁本二钱甘菊花二钱　桑叶二钱　僵蚕（炒）二钱

【制法】 水煎，沐之。

【功用】 化风祛湿。

【主治】 头痛、目眩。

【按语】 此方为御医赵文魁为光绪拟制。此方诸药并不渗湿，何云祛湿？大约风药特重，风胜湿，化风即所以祛湿，肝木调达，脾运自健，何湿之有？

25. 清上抑湿沐方

【组成】 明天麻二钱　薄荷二钱　赤芍二钱　甘菊二钱冬桑叶一钱　藁本二钱　僵蚕（炒）三钱

【制法】 水煎，沐之。

【功用】 清上化风祛湿。

【主治】 头痛、目眩。

【按语】 本方亦是御医赵文魁为光绪所拟，与前方药味相同，仅药量上小有增减，变换方名，示人认真斟酌之意，实际上不过守方而已。

26. 清上抑火沐方

【组成】 甘菊花二钱　薄荷二钱　桑叶二钱　藁本二钱明天麻二钱　僵蚕（炒）三钱　赤芍三钱　全归三钱

【制法】 水煎，沐之。

【功用】 清上抑火，化风祛湿。

【主治】 头痛、目眩。

【按语】 于前方加当归而云抑火，推测其方之意，大约本

"火郁发之"之义。加入辛温之药，趁热煎沐，冀其热随汗去，散之亦即是抑之，与辛凉降火之药同用，故曰抑火。

（二）洗眼方

1. 四圣散

【组成】 荆穗一钱　防风二钱　当归尾一钱　薄荷八分

【制法】 共为粗末，绢包，重汤熏洗。

【功用】 疏风清热。

【主治】 热风目赤。

【按语】 此方用于治乾隆朝定贵人肺热挟风，白睛红赤。用疏风清热饮内治，用此方外洗。

2. 桑叶洗方*

【组成】 霜桑叶五钱

【制法】 水煎，每日净面后洗目用。

【功用】 散风清热明目。

【主治】 洗目洁眼。

【按语】 桑叶明目，散风热，用此净面后洗目，为眼目清洁卫生保健良方。

3. 桑菊洗方*

【组成】 霜桑叶三钱　白菊花二钱

【制法】 水煎，每日净面后洗目用。

【功用】 散风清热明目。

【主治】 洗目洁眼。

【按语】 桑叶明目，散风热；白菊花，清肝明目。用此净面后洗目，用以洁目，轻单味桑叶更佳。

4. 清热明目洗眼方

【组成】 甘菊三钱　霜桑叶三钱　银花三钱　薄荷三分黄连（研）八分　夏枯草三钱

【制法】 水煎，熏洗。

【功用】 疏风明目，清热泻火。

【主治】 目赤红肿。

127

【按语】 此方用甘菊、霜桑叶、银花、薄荷疏风明目；用黄连、夏枯草清热泻火，用于治目赤眼肿当效。当日医案载，慈禧"肝胃有火，湿热上蒸"，故内服清热化湿方，兼洗眼方外治。

5. 清目养阴洗眼方

【组成】 甘菊三钱　霜桑叶三钱　薄荷一钱　羚羊尖一钱五分　生地三钱　夏枯草三钱

【制法】 共用水煎，先熏后洗。

【功用】 疏风明目，清热泻火。

【主治】 目赤红肿。

【按语】 此方是上方去黄连，加羚羊尖、生地而成。加强清肝凉血之功。慈禧当时"肝经有火"，加这两味凉肝之品甚宜。

6. 钩藤洗目方*

【组成】 钩藤三钱

【制法】 水煎，洗目。

【功用】 清肝明目。

【主治】 目赤疼痛。

【按语】 钩藤清热平肝，用治肝热头胀头痛及肝阳头晕目眩，此方外用洗眼，当治肝阳肝热目疾。现代药理研究，有扩张血管的作用。

7. 祛风洗目方

【组成】 南薄荷一钱　菊花三钱　桑叶三钱

【制法】 水煎，熏洗。

【功用】 疏风清热明目。

【主治】 眼目红肿疼痛。

【按语】 此方用于治慈禧右眼下胞红肿疼痛，三味药皆疏散风热，桑菊又长于明目，当效。

8. 赤芍桑菊熏洗药方*

【组成】 甘菊一钱　桑皮一钱　赤芍二钱　蕤仁八分　僵

蚕（炒）一钱　薄荷六分

【制法】　水煎，熏洗。

【功用】　疏风清热，养阴明目。

【主治】　目睛红赤。

【按语】　本方除多味疏散风热之品外，又有赤芍、蕤仁，活血益阴，当能增效。

9. 桑菊熏洗方*

【组成】　菊花三钱　桑叶三钱　薄荷八分　防风一钱五分　龙胆草八分

【制法】　水煎，熏洗。

【功用】　疏风清热，泻火明目。

【主治】　目睛红赤。

【按语】　以上二方均为治宣统目疾。

10. 复方龙胆洗目方*

【组成】　龙胆草一两　荆芥穗一钱　青皮二钱　菊花三钱　川芎三钱　桑叶三钱　苦参一钱　甘草二钱　赤芍三钱　羌活一钱　薄荷三分　直僵蚕二钱　黄柏三钱　黄芩三钱　归尾一钱　菖蒲三钱　谷精草三钱　夏枯草三钱　防风五钱　栀仁一钱

【制法】　水煎，洗目。

【功用】　清热解毒，疏风活血。

【主治】　目赤肿痛。

【按语】　本方药味甚多，为清宫洗目方中少有者，仍不离疏风清热明目之大旨，辅佐以活血凉血行气之品，亦有特色。

11. 清热消肿洗目方

【组成】　木贼草二钱　秦皮二钱　赤芍一钱　蕤仁二钱　酒归尾二钱　元明粉一钱

【制法】　水煎，熏洗。

【功用】　清热消肿，活血养血，滋阴明目。

【主治】　目赤肿痛。

129

12. 复方蔓荆洗药方*

【组成】 蔓荆子三钱　荆芥二钱　蒺藜二钱　冬桑叶二钱 秦皮一钱

【制法】 水煎，乘热熏洗。

【功用】 疏散风热，清肝明目。

【主治】 外感风热、风火目痛。

【按语】 本方桑叶苦微寒，尤长疏散风热以明目，与黑芝麻相伍，名桑麻丸，治肝阴不足，肝火上亢之昏花。秦皮苦微涩性寒，人多识其治痢疾之功，但疗肝热目赤肿痛亦验。蔓荆子、白蒺藜也有散风明目之功。荆芥则理血解毒，于血蕴热毒目赤咽痛较好。此方是御医徐本麟为慈禧所拟，同日尚有敷药散方并用，以绿豆、蝉蜕、荆芥穗、泽兰、秦皮、夏枯草、连翘、白芷、蔓荆子共为细末，淡蜜水调敷。

13. 清上止痛熏目方

【组成】 甘菊花二钱　桑叶二钱　薄荷一钱　赤芍三钱 茺蔚子二钱　僵蚕（炒）二钱

【制法】 水煎，熏洗。

【功用】 祛风清热，养肝明目。

【主治】 目赤，视物昏蒙。

【按语】 光绪患眼疾有年，自光绪二十五年至三十年间，其脉案均断续见有记载。如光绪二十五年二月，皇上脉案述："目中白睛纤丝未净，视物昏蒙，左眼尤甚，眼胞时觉发胀。"推测光绪所患为结膜炎之类眼病，故此期洗目方特别多。本方具有祛风清热、养肝明目之功，方中薄荷、桑叶、菊花祛风清热养肝明目；僵蚕祛风散结，可治风邪引起之目疾。茺蔚子凉肝明目，治血滞之目疾；赤芍入肝，可泻火。上六味药，其味芳香，其气轻清，故用之熏目。其方与光绪病情堪称合拍。

14. 清肝定痛洗目方

【组成】 薄荷六分　赤芍二钱　僵蚕（炒）二钱　红花一钱　木贼草一钱　蕤仁一钱五分　秦皮二钱

【制法】 水煎，洗之。

【功用】 清热泻火，凉血解毒。

【主治】 目赤肿痛。

【按语】 本方功用诚如其名，方中僵蚕祛风散结，薄荷祛风清热，赤芍清热活血，红花活血止痛，木贼草清热明目、泻肝火，蕤仁养肝明目，秦皮清热解毒、清肝明目。药味相伍，重在清热泻火，凉血解毒。

15. 清热明目洗药方

【组成】 甘菊花一钱五分　薄荷八分　赤芍二钱　胆草一钱五分　白蒺藜二钱　僵蚕一钱五分

【制法】 以水熬透，随时熏洗。

【功用】 祛风清热，泻火明目。

【主治】 目赤，视物昏蒙。

【按语】 本方即清上止痛熏目方去桑叶、茺蔚，加胆草、白蒺藜。胆草可泻肝胆之火，白蒺藜可去风兼入肝经。亦宗原方进退用药。

16. 消瘀明目洗药方

【组成】 赤芍二钱　木贼草一钱　红花一钱　蕤仁（研）二钱　谷精草一钱　元明粉一钱

【制法】 水煎，熏洗。

【功用】 祛风清热，泻火明目。

【主治】 目赤，视物昏蒙。

【按语】 本方方义大致同前。惟方中元明粉辛咸，外用可清热泻火，现代研究，本药主要成份为硫酸钠，对感染性创伤可加快淋巴的生成，有消肿和止痛作用。

17. 清肝抑火明目方

【组成】 茺蔚子二钱　秦皮二钱　赤芍一钱五分　青皮二钱　元明粉一钱　木贼一钱　蕤仁二钱

【制法】 水煎，熏洗。

【功用】 清热解毒，祛风明目。

【主治】 目赤肿痛等症。

【按语】 本方具有清热解毒，祛风明目之功效，其中青皮苦辛，可疏肝散结，防肝郁化热。此亦治本之法。

18. 清肝明目熏洗方

【组成】 赤芍二钱 木贼草二钱 红花二钱 甘菊一钱 冬桑叶一钱 僵蚕（炒）二钱 珠兰茶一钱

【制法】 水煎，熏洗。

【功用】 祛风清热，活血明目。

【主治】 目赤肿痛等证。

【按语】 本方特点在于用祛风清热明目药的同时，加活血之品。研究证明，活血化瘀法对多种炎证均有消退作用，也有用此法治疗结膜炎的报道。显然，此处合用活血之品是其高明之处。

19. 清解明目洗药方

【组成】 薄荷一钱五分 蔓荆子（生研）二钱 防风二钱 酒连（研）二钱 酒胆草二钱 炒青皮三钱 川芎二钱 桑叶四钱

【制法】 水煎透，熏洗患处。

【功用】 祛风清热，泻火明目。

【主治】 目赤肿痛等症。

【按语】 本方是御医杨际和为光绪所拟。方中薄荷、桑叶清热祛风，蔓荆、防风辛温发散，川芎调肝和血，青皮健脾理气，胆草清肝胆湿热。黄连苦寒可泻火解毒，润燥清热。现代研究证明，黄连具有杀菌作用。酒炒后其药力上行，与他药相伍，可增其清头明目之功。《本草正义》述：黄连"治目疾，须合泄风行血"之品，或为经验之谈。

20. 洗目方（一）

【组成】 防风一钱五分 薄荷八分 菊花二钱 桑叶一钱 赤芍二钱

【制法】 用水熬透，洗之。

【功用】 祛风清热，除湿明目。

【主治】 目赤肿痛等症。

【按语】 本方为光绪洗目方，即清上止痛熏目方去茺蔚子、僵蚕，加防风。按防风功能祛风胜湿，可散头面之风。《珍珠囊》云："散头目中滞气、经络中留湿"。故本方加用防风在于增强宣散除湿之力。

21. 洗目方（二）

【组成】 霜桑叶一钱 夏枯草一钱 蝉衣一钱 薄荷叶五分 木贼草一钱 菊花一钱 香白芷一钱 酒当归一钱五分

【制法】 水煎，熏洗。

【功用】 清热散风，退翳明目。

【主治】 目赤肿痛，云翳遮睛等症。

【按语】 本方亦宗清热除湿祛风之意化裁。方中夏枯草味苦辛性寒，可清热散结，清肝明目，治肝火目痛。白芷辛温表散风寒，通窍止痛。蝉衣功可退翳，与菊花合用可治风热目翳。木贼乃明目退翳之主药，当归补血和血，再加桑、菊、薄荷之属，共臻清热散风，退翳明目之功。

22. 洗目方（三）

【组成】 霜桑叶八分 薄荷八分 僵蚕一钱 蕤仁（研）一钱 赤芍一钱五分 青葙子八分

【制法】 水煎，熏洗。

【功用】 清热散风，退翳明目。

【主治】 目赤肿痛，云翳遮睛等症。

【按语】 光绪所用此方，是清上止痛熏目方去茺蔚子、菊花加青葙子、蕤仁。青葙子为治眼要药，有明目退翳之功。蕤仁性甘寒，有祛风散热，养肝明目之功。《本经》谓："明目，主目赤痛伤泪出。"此药对目赤红痛，翳遮瞳孔，视物不明，有一定疗效。

23. 洗目方（四）

【组成】 甘菊花一钱 冬桑叶二钱 薄荷八分 白芍二钱

僵蚕（炒）二钱　草决明一钱　橘络一钱　当归二钱

【制法】　水煎，熏洗。

【功用】　祛风清热，和血通络，养肝明目。

【主治】　目赤肿痛。

【按语】　本方即于辛散祛风药中，加入平肝育阴和血通络之品，亦宗清上止痛熏目方进退用药。

24. 洗目方（五）

【组成】　甘菊花一钱　薄荷七分　赤芍一钱　僵蚕（炒）一钱　谷精草一钱　银花一钱　蕤仁一钱五分　生石膏二钱

【制法】　水煎，熏洗。

【功用】　祛风清热，养肝明目，利湿退翳。

【主治】　目赤肿痛，云翳遮睛等症。

【按语】　本方即清上止痛熏目方去芫蔚、桑叶，加谷精草清热退翳，银花清热祛风，并以生石膏清热，蕤仁利湿。此二药合用也除热邪。

25. 洗目方（六）

【组成】　菊花一钱五分　霜桑叶一钱　赤芍二钱　蕤仁一钱五分

【制法】　水煎，熏洗。

【功用】　祛风清热，养肝明目。

【主治】　目赤肿痛。

【按语】　本方用药虽少，但配伍精当，具祛风清热养肝之功效，洗目之药方，药味总不宜过多为妥。

26. 洗目方（七）

【组成】　小青皮一钱　元明粉一钱五分　川柏二钱　防风一钱　甘菊花一钱　胡黄连八分

【制法】　水煎，熏洗。

【功用】　祛风清热，疏肝利胆，滋阴明目。

【主治】　目赤涩痛等症。

【按语】　方中胡黄连清热除蒸，《新修本草》："补肝胆，明

134

目。"黄柏滋阴降火，二药相配，可治阴虚有热。

27. 洗目方（八）

【组成】 僵蚕二钱　白菊花一钱　青皮一钱五分　元明粉一钱

【制法】 水煎，熏洗。

【功用】 祛风清热，疏肝明目。

【主治】 目赤肿痛。

【按语】 本方以僵蚕祛风清热，菊花养肝明目，元明粉清热泻火，青皮疏肝解郁，配伍精当，寓意深远。

28. 熏目方

【组成】 真珠母（生）六钱　五味子二钱　煅磁石六钱甘菊花二钱　冬桑叶二钱　煅赭石三钱

【制法】 醋煎，随意熏之。

【功用】 祛风平肝，滋肾明目。

【主治】 眼目昏花等症。

【按语】 本方是御医赵文魁为光绪所拟，配伍精当。方由桑叶、菊花祛风，清上焦之热。五味子明目，现代研究证明，可提高正常人和眼病患者的视力，改善视野。代赭石主要含有三氧化二铁，有平肝镇逆作用。珍珠母主要含有碳酸钙，可平肝潜阳，近有报道以珍珠母为主，加苍术、人参水煎，可治内眼疾患。磁石主要含有四氧化三铁，《本草衍义》云："肾虚、耳聋目昏，皆用之。"总之本方物点是矿物、甲类、植物药同时并用。

29. 熏洗方（一）

【组成】 甘菊花二钱　桑叶二钱　蕤仁二钱　赤芍二钱谷精草二钱

【制法】 水煎，熏洗。

【功用】 祛风清热平肝，滋阴活血明目。

【主治】 眼目昏花等症。

【按语】 本方即洗目方（六）加味，加谷精草，则增强清

135

热明目退翳作用。

30. 熏洗方（二）

【组成】 甘菊花三钱　霜桑叶三钱　蕤仁三钱　赤芍三钱　谷精草三钱　防风三钱　石决明三钱　薄荷一钱　炒僵蚕二钱　茶叶三钱　黄芩三钱

【制法】 水煎，熏洗。

【功用】 祛风平肝，清热明目。

【主治】 目赤肿痛，眼目昏花等症。

【按语】 本方为上方加味而成，其中桑叶、菊花清肝明目，古方有桑麻丸、杞菊地黄丸治目疾。谷精草明目退翳，《本草纲目》载与防风等份为末，治目翳甚验。石决明清肝明目，《集验方》用治目昏。蕤仁养肝明目，配桑菊治目赤肿痛。以药测症，该方治光绪风热目疾。

31. 洗眼碧玉丸

【组成】 归尾五钱　防风五钱　栀子五钱　菊花五钱　杏仁五钱　郁李仁五钱　白矾三钱　胆矾三钱　川连三钱　蕤仁一钱　甘草二钱

【制法】 共研细末，曲糊为丸。每用药一丸，净甜水半盅，重汤滚一二十沸，候温，闭目洗之，日洗六七次。

【功用】 祛风燥湿，清热明目。

【主治】 眼目昏花，赤肿疼痛等眼疾。

【按语】 此种洗眼制剂及用法，较为独特。原方说明，忌房劳烟酒动火之物。

32. 洗眼蚕茧

【组成】 防风二钱　黄连二钱　归尾二钱　杏仁二钱　蕤仁五分　栀子五分　铜绿五分　白矾五分　胆矾五分

【制法】 共研粗末，蚕绵盛之。每副一蚕茧，用水半盅，汤滚百沸，每日温洗数次，十数日一换，勿落灰尘。

【功用】 祛风燥湿，清热明目。

【主治】 老眼、风眼、久患眼疾，火眼气矇，赤烂昏花，云翳外障，经年不愈；或每月举发，壅肿痛痒，羞明怕日，隐涩难开等症。

【按语】 这也是一种独特的洗眼制剂和用法。本方药味较洗眼碧玉丸少菊花、郁李仁、甘草，而增铜绿，两方功效相似。

33. 洗眼蚕茧药

【组成】 防风五钱　川连一两　归尾一两　铜绿三钱　胆矾三钱　荆穗五钱　菊花一两

【制法】 共研粗末，贮蚕茧内，使线扎之。每用一枚，入茶盅内，流水半盏泡片时，连洗三五次。

【功用】 祛风燥湿，清热明目。

【主治】 烂弦风眼，胬肉攀睛，云翳外障，睹物昏花，羞明怕日，迎风流泪，暴赤发肿，隐涩难开，或痛或痒，或生眵膜，或流热泪等症。

【按语】 系前方加减化裁。

34. 洗眼药末方

【组成】 防风一两　荆芥一两　苦参一两　细辛一两　铜绿一两　甘草一两

【制法】 共为细末，用葱汤熏洗。

【功用】 祛风清热，明目。

【主治】 内外翳障，视物昏花，迎风流泪，暴发赤肿，云翳，天行时眼，久患风疾，眼边赤烂，不时举发，隐涩痛痒，壅眵热泪等症。

【按语】 以上三方均用铜绿。铜绿，又名铜青，主要成分为碱式碳酸铜，有退翳明目、祛腐、敛疮、杀虫及吐风痰之效，眼科外用治目翳、烂弦风眼等。

35. 洗眼方

【组成】 胆矾　红花　黄连　防风　归尾以上各二分　桃仁七个

【制法】 煎汤，熏洗。

【功用】 清热解毒祛风，活血明目。

137

【主治】 暴发火眼赤肿，羞明目疾等。

【按语】 此方用胆矾、黄连清热解毒泻火；防风以疏风明目；归尾、桃仁活血。诸药合用，治疗暴发火眼赤肿等症当效。

(三) 肢体筋骨痛洗方

1. 舒筋定痛汤

【组成】 当归三钱 没药三钱 青皮三钱 川椒三钱 五加皮三钱 香附子三钱 皮硝三钱 丁香一钱 麝香一分 丹皮二钱 地骨皮一钱 老葱三根

【制法】 水煎，熏洗患处。

【功用】 舒筋活血，温经止痛。

【主治】 筋脉不舒疼痛等。

【按语】 方中当归、没药、麝香活血通络止痛；川椒等温通经脉止痛；丁香温阳，其含有丁香油，有局部麻醉止痛作用；丹皮、地骨皮清虚热，凉血活血。诸药合用可治筋脉不舒疼痛等。

2. 散湿洗药方

【组成】 老鹳草六钱 木瓜八钱 羌活四钱 独活四钱 透骨草六钱 苦参四钱 白芷三钱 甘草三钱

【制法】 水煎，熏洗。

【功用】 祛风清热燥湿，舒筋止痛。

【主治】 湿热下注，肢体疼痛。

【按语】 方中老鹳草祛风除湿，活血通络，用为主药。

3. 活脉除湿祛风洗方

【组成】 老鹳草八钱 木瓜八钱 羌活四钱 透骨草六钱 白芷四钱 防己四钱 白鲜皮五钱 没药四钱 乳香四钱 当归五钱 南红花三钱 食盐二两 金果榄五钱 丝瓜络三钱

【制法】 水煎，熏洗。

【功用】 祛风除湿，活脉止痛。

【主治】 风湿、瘀血所致肢体疼痛。

【按语】 此方与上方均治大太监李莲英蓄湿生热、经脉未和之症，可用于外洗治疗风湿疼痛。

4. **洗足跟痛方**

【组成】 防己四钱　淡木瓜二钱　净乳香三钱　晚蚕沙三钱　丝瓜络三钱　丹皮三钱

【制法】 水煎浓汤，熏洗之。

【功用】 舒筋通络，利湿活血止痛。

【主治】 足跟痛。

【按语】 光绪患足跟痛，用此药洗后起居注有记："昨晚洗后稍松"语，说明此药有效。方中之药多舒筋活血利湿之品。其中乳香活血祛风，舒筋止痛，外洗止痛作用较好。

5. **复方忍冬藤熏洗方***

【组成】 忍冬藤六两　干藕节三个　小桑枝一两　当归身八钱　芦根三两

【制法】 浓煎，食后熏洗。

【功用】 活血清热，通络止痛。

【主治】 腰胯疼痛。

【按语】 忍冬藤为金银花的藤，可清经络中的风热而止痛。此方既可通经脉而止痛，又可清热。

6. **治腰痛洗擦方**

【组成】 川椒五钱　独活三钱　细辛一钱　川乌二钱五分　晚蚕沙五钱　乳香三钱　木通三钱　没药三钱

【制法】 上八味共捣粗末，用水熬好，兑烧酒，洗擦后另用。

【功用】 温经通络，祛风活血止痛。

【主治】 腰痛。

【按语】 本方为擦洗方，具有疏风散寒、除湿通络、活血止痛之功效。用白酒擦洗，因酒可活血通络之故。按：方中川乌毒性较大，皮肤破损者不宜应用。

7. **腰痛外治法**

【组成】 独活五钱　川乌三钱　香附五钱　防己四钱　川

芎四钱　乳香四钱　没药四钱　乌药五钱　桑枝二尺

【制法】　上药配二份，挫为粗末，一份煎洗擦干后，即再用一份炒热，作两包轮熨。

【功用】　温经通络，祛风活血止痛。

【主治】　腰痛。

【按语】　方中辛温燥热之药较多，特别是川乌有毒，温通止痛之力甚大。

8. 苏木二活洗熨方*

【组成】　苏木一两　羌活五钱　独活五钱　川芎五钱　川乌三钱　草乌三钱　红花三钱　嫩桑枝二尺　松节三钱

【制法】　上药共为粗末，分半，煎水熏洗；分半酒炒煟熨；洗熨之后，再贴熊油虎骨膏。

【功用】　温经通络，祛风活血止痛。

【主治】　腰胯酸痛。

【按语】　此方为光绪帝腰胯酸痛而拟。方中辛温燥热之药较多，特别是川乌、草乌外用温通止痛效佳，诸药合用当效。

9. 活脉祛风熏洗方

【组成】　赤芍二钱　僵蚕二钱　白芷一钱五分　薄荷一钱　防风二钱　荆芥一钱五分　柴胡一钱五分　生青皮三钱

【制法】　水煎，熏洗。

【功用】　疏肝理气，祛风活血止痛。

【主治】　气串作痛。

【按语】　此方是御医为端康皇贵妃所拟。当时肺气不和咳嗽，又肝旺气急，时有烦急，气串作痛。

10. 归桂木瓜洗药方*

【组成】　酒归尾二钱　炙香附一钱　宣木瓜二钱　防风二钱　生草梢一钱　桂枝尖二钱　香白芷二钱　红花二钱

【制法】　水煎，熏洗。

【功用】　养血活血，祛风通络止痛。

【主治】　肢节疼痛等症。

【按语】 此方养血活血，祛风通络，温经止痛，用治肢节疼痛当效。

11. 木瓜伸筋洗药方*

【组成】 宣木瓜三钱　秦艽二钱　防风二钱　防己二钱 伸筋草二钱　白芷二钱

【制法】 用水熬透，洗之。

【功用】 祛风除湿，舒筋活络止痛。

【主治】 筋脉不舒，肢体疼痛。

【按语】 此亦祛风除湿舒筋药方。《证治准绳》防己散，防风、防己同用，治风湿痛、手足顽痹有良效。现代临床用木防己，治各种神经痛。此方当有效。

12. 洪医洗药方

【组成】 羌活三钱　防风三钱　川牛膝二钱　当归三钱 红花二钱　防己二钱　透骨草三钱　甘草节二钱　食盐四钱 葱头七个

【制法】 共熬汤，兑白酒一两五钱，烫洗。

【功用】 养血活血，祛风除湿，通络止痛。

【主治】 风湿痹阻，肢节疼痛。

【按语】 本方由养血活血，祛风通络药组成，烫洗肢节疾病当可有效。兑白酒外用，其活血脉之力当更强。

13. 舒筋止痛洗药方

【组成】 酒归尾三钱　炒赤芍二钱　丹皮二钱　防风二钱 汉防己三钱　秦艽二钱　木瓜二钱

【制法】 用水熬透，洗之。

【功用】 舒筋活血，祛风止痛。

【主治】 肢节疼痛。

【按语】 本方活血止痛，侧重舒筋，是御医范一梅为光绪所拟。本方以归尾、赤芍等活血通经，用秦艽、木瓜等风药中之润品，养肝舒筋，治风与治血相兼，是其特色。

14. 舒筋活血洗药方

【组成】 赤芍三钱　丹皮二钱　防己三钱　秦艽三钱　木瓜三钱　独活二钱　桑枝三钱　木香（研）一钱

【制法】 用水熬透，洗患处。

【功用】 祛风除湿，活血化瘀，通络止痛。

【主治】 腰胯、肢节疼痛。

【按语】 本方功能祛风除湿，药味多用祛风之品，本《素问》："风气通于肝""肝生血气"之旨，治风可治血，活络可荣筋。与前方相比，药味虽有变更，方名虽有不同，但治光绪帝筋骨疼痛，腰胯疼痛等疾则相一致。

15. 活瘀止痛洗药方

【组成】 酒归尾三钱　赤芍二钱　丹皮一钱五分　防风一钱五分　酒红花一钱　木香（研）六分

【制法】 水煎，熨洗患处。

【功用】 祛风活血，理气止痛。

【主治】 腰胯、肢节疼痛。

【按语】 本方与前方基本相同，均为御医范一梅所拟。熨洗患处，也借热力助其药味透达，盖"血得温则流"，瘀滞通则疼痛止。

16. 荣筋活络洗药方

【组成】 宣木瓜三钱　松节三钱　赤芍四钱　透骨草二钱　青风藤三钱　乳没各二钱　红花二钱　全当归四钱　天仙藤三钱

【制法】 水煎，兑白酒二两熏洗。

【功用】 养血柔筋，祛风除湿，活血通络。

【主治】 肢体关节疼痛等症。

【按语】 本方由御医赵文魁为光绪所拟。方中青风藤为治风湿痹痛常用之品，天仙藤即青木香，可行气止痛，研究证明，有阻断交感神经节的作用。本方用此药拟取其行气活血止痛之功。

17. 祛风湿洗药方

【组成】 南红花三钱　羌活五钱　透骨草五钱　宣木瓜六钱　防己五钱　桑枝六钱

【制法】 各捣粗渣，分包，水煎，熏洗。

【功用】 祛风通络，除湿通痹。

【主治】 风湿痹痛。

【按语】 本方为祛风除湿之剂。羌活散太阳之游风，风能胜湿。木瓜、防己、桑枝祛湿通络。透骨草配红花则活血止痛，配羌活、防己则祛风除湿。诸药水煎，趁热熏洗，对治风湿疼痛有效。

18. 洗药方（一）

【组成】 宣木瓜三钱　秦艽二钱　防风二钱　防己二钱　伸筋草二钱　白芷二钱

【制法】 用水熬透，熏洗。

【功用】 祛风除湿，舒筋止痛。

【主治】 风湿疼痛，肢体顽痹。

【按语】《证治准绳》防己散用防风、防己治风湿痛、手足顽痹等症。现代研究证明，木防己治各种神经疼有效。

19. 洗药方（二）

【组成】 宣木瓜三钱　炒杜仲三钱　牛膝三钱　秦艽三钱　汉防己三钱　钩藤二钱　生茅术三钱　桑枝四钱

【制法】 兑白酒一盅，用水熬透，洗患处。

【功用】 补肝肾，祛风湿，止痹痛。

【主治】 风湿痹痛，肢体顽痹。

【按语】 本方用木瓜、杜仲、牛膝等养肝补肾药，入于祛风除湿通络方中，当是治光绪帝腰腿疼痛之症。再兑白酒，增加血液循环，对寒凝气滞疼痛有效。

20. 洗药方（三）

【组成】 南红花二钱　桃仁（研）二钱　归尾一钱　防风一钱　桂枝尖一钱五分　菊花二钱　银花一钱五分　草梢八分

【制法】 水煎，淋洗。

143

【功用】 清热解毒，活血化瘀，祛风通络止痛。

【主治】 风热痹痛，肢体顽痹。

【按语】 此方用于治光绪帝痹痛，具清热祛风，活血通络之效。从医案推测，痹痛当在腰腿。

21. 活血止痛洗药方

【组成】 川羌二钱 骨碎补二钱 乳香三钱 三七二钱 归尾二钱 川续断二钱 没药三钱 牛膝二钱 红花二钱 马钱子（去毛）二钱 血竭二钱 防己二钱 防风三钱 透骨草二钱 白芷二钱 甘草二钱 老葱须十个 食盐二两 烧酒半斤

本方减马钱子，加苏木三钱共研为粗末。

【制法】 此药用烧酒拌好，装在布口袋内，每日熏洗。缝二个口袋，用笼屉蒸烫方妥。

【功用】 活血化瘀，祛风胜湿，强壮腰膝，通络止痛。

【主治】 腰胯疼痛等症。

【按语】 本方一派活血药物，化瘀通络，止痛作用较强。方佐补肾祛湿之品，结合光绪病情，当用于治疗腰胯疼痛之症。惟光绪此病，辗转反复，虽经寒热温凉各种治法，其病症不减。本方从血分入手，仿伤科八厘散治法，有急治其标之意。又，马钱子活血通络作用较强，过量则易中毒。现代研究证明，苏木水煎剂可对抗马钱子碱的中枢神经兴奋作用。御医使用本方，有"减马钱子加苏木"一法，由此可见，清宫医学经验的可贵。另外装药入袋，用笼屉蒸烫，当有消毒作用。

22. 洗手荣筋方

【组成】 桂枝尖二钱 赤芍二钱 没药一钱五分 乳香一钱 宣木瓜三钱 秦艽二钱 丝瓜一钱 甲珠二钱 天仙藤三钱

【制法】 水煎，外洗。

【功用】 通络化瘀，温寒止痛。

【主治】 风湿痹痛。

144

【按语】 本方活血化瘀，通经活络，温寒止痛，于风湿性痹痛当有效。方中桂枝用尖，取其上行手臂，配以丝瓜、天仙藤等药，以通经络，乳没定痛。中医认为肝主筋，疏肝养肝即可荣筋。方中取芍药、木瓜、甲珠敛肝、补肝、调肝，立方可谓周全。本方趁热外洗，更可活血舒筋。此方是御医赵文魁为光绪所拟。

23. 荣筋拈痛洗腿方

【组成】 宣木瓜四钱　赤芍三钱　橘络三钱　乳香三钱全当归四钱　没药二钱　红花二钱　防风三钱　透骨草三钱

【制法】 水煎，兑白酒四两，随时熏洗。

【功用】 活血化瘀通络，祛风胜湿止痛。

【主治】 风湿痹痛、腰腿疼痛等症。

【按语】 病在腿而不在手，虽荣筋拈痛之法与前同，而用药则异。于前方去桂枝尖等上行之药，而加重消瘀之品，使药力专一下行，洗时兑入白酒，更促血行，则化瘀活血，荣筋定痛之力更著。

24. 洗腿方

【组成】 酒归尾三钱　宣木瓜三钱　生草梢一钱　酒杭芍二钱　橘络三钱　乳香三钱　青风藤三钱　白鲜皮三钱

【制法】 水煎，外洗。

【功用】 活血通络，养血柔肝，祛风止痛。

【主治】 腰腿疼痛等症。

【按语】 方中白鲜皮祛风除湿，通利血脉，还可用于治疮疡癣疾。

25. 洗腿又方

【组成】 酒归尾三钱　青风藤三钱　宣木瓜三钱　炒赤芍三钱　透骨草三钱　防风一钱五分

【制法】 水煎，熏洗。

【功用】 活血通络，养血柔肝，祛风止痛。

【主治】 肩背四肢、腰腿疼痛等症。

【按语】 光绪肩背四肢疼痛，皆因血虚风湿入络所致。因而方中用祛风除湿通利经络之药，兼用归、芍和营养血。即使外洗方，其辨证亦十分严谨。

26. 活血舒筋止痛洗药方

【组成】 酒归尾三钱 炒赤芍二钱 丹皮二钱 乳香（研）一钱 夏枯草三钱 没药（研）一钱 木香（研）一钱 红花（酒）一钱

【制法】 用水熬透，熏洗患处。

【功用】 活血通络止痛。

【主治】 肩背四肢、腰腿疼痛等症。

【按语】 光绪筋骨疼痛之病，因血虚而致。本方于众多活血通络药中寓养血之意。瘀血去则新血生。加入木香治血治气同行，加强活血舒筋止痛作用。

27. 沐浴洗方

【组成】 宣木瓜一两 防风三钱 炒赤芍三钱 丹皮二钱 川黄柏三钱 地肤子四钱 连翘四钱 川椒二钱

【制法】 用水熬透，洗之。

【功用】 活血凉血，祛风除湿，清热解毒。

【主治】 筋骨疼痛。

【按语】 此方活血凉血，祛风胜湿，兼以清热解毒，用之洗沐四肢，筋骨疼痛而属风湿热痹者颇适宜。

28. 搜风定痛汤

【组成】 乳香五钱 没药五钱 红花四钱 秦艽四钱 防风四钱 荆芥四钱 地枫四钱 猴姜二钱 老鹳草二两 青风藤二钱 海风藤二钱 透骨草一两 蒜瓣六钱 花椒五钱 木瓜六钱

药引：

老酒一斤 米醋二斤 生姜三大片 食盐一两 老葱头七个（带白一寸）

【制法】 以水共煎百沸，趁热熏洗，每日洗三次。

146

【功用】 祛风除湿，活血止痛。

【主治】 风中肢体，麻木不仁，疼痛浮肿，膀臂疼痛，抬举艰难。两手颤掉，不能持物；腿痛、膝痛、足痛，不能履地；手足拘挛，不能曲伸。

【按语】 本方活血化瘀，通经活络，祛风胜湿，又以酒、醋等为引，及热力作用，可望取效较速。

29. 洗药荆叶散

【组成】 顽荆叶二钱 白芷一钱 细辛（去苗）一钱 蔓荆子一钱 桂心二钱 川芎一钱 丁皮一钱 防风（去芦）一钱 羌活一钱

【制法】 上作一剂，入盐二钱，连根葱三茎，水五碗，煎取四碗去渣，烫洗肿痛处，在避风处洗之。

【功用】 祛风通络，温经止痛。

【主治】 从高坠下及一切伤折筋骨，瘀血结聚疼痛之病。

【按语】 方中疏风止痛药较多，对肿胀疼痛当有效。治筋骨折伤瘀血之方，活血化瘀之力尚嫌不足。

（四）皮肤病洗方

1. 荆防洗药方*

【组成】 荆芥穗五钱 防风五钱 土大黄五钱 蛇床子五钱 当归五钱 地肤子三钱 鹤虱草三钱 杏仁（炒研）三钱 朴硝五钱 苦参五钱 黄柏五钱 川椒二钱

引用食盐三钱 连须葱白三根

【制法】 水煎，外洗。

【功用】 祛风止痒，解毒燥湿。

【主治】 皮肤瘙痒等症。

【按语】 此方是治乾隆"腰腹间起碎疙瘩，瘙痒成片"外洗方。其药疏风透表，清热解毒利湿，当有效。

2. 祛风清热洗药方

【组成】 红花二钱 防风三钱 白芷二钱 羌活二钱 桑叶二钱 杭菊二钱 薄荷二钱 僵蚕一钱

147

【制法】　用水煎一沸，兑花露水一匙。

【功用】　疏风活血止痒。

【主治】　皮肤作痒症。

【按语】　慈禧常有皮肤作痒症。此方于祛风中加红花活血，治风治血并行，兑以花露水，芳香止身痒更好。

3. 烫洗囊湿止痒药方

【组成】　白鲜皮五钱　地肤子五钱　蛇床子五钱　独活四钱　川楝子四钱　吴茱萸四钱　小茴香五钱　川椒三钱　枯白矾二钱　明雄黄二钱　生甘草三钱

【制法】　共捣粗末，装布袋内，水煎熨洗。

【功用】　清热渗湿，祛风解毒。

【主治】　阴囊湿疹。

【按语】　本方一派清热渗湿祛风解毒药，功能利湿止痒，用治阴囊湿疹，当有效。实验表明，白鲜皮、地肤子、蛇床子、川楝子等药都有抑制皮肤真菌的作用，合以为方，当对皮肤病有效。

148

4. 沐浴一方

【组成】　谷精草一两二钱　茵陈一两二钱　石决明一两二钱　桑枝一两二钱　白菊花一两二钱　木瓜一两五钱　桑叶一两五钱　青皮一两五钱

【制法】　水煎，浴洗。

【功用】　清热利湿，疏风利目。

【主治】　防治皮肤病，清利头目。

【按语】　本方为光绪年间慈禧沐浴方。方中药物以清风热，清头目，利湿热为主，其中加谷精草，对绿脓杆菌有抗菌作用。对皮肤真菌有抑制作用。此方沐浴可防治皮肤病，保护皮肤健康。

5. 沐浴二方

【组成】　宣木瓜一两　薏米一两　桑枝叶各一两　茵陈六两　甘菊花一两　青皮一两　净蝉衣一两　萸连四钱

【制法】 共为粗末，盛布袋内，熬水浴之。

【功用】 清热利湿，疏风解毒。

【主治】 皮肤瘙痒等症。

【按语】 本方与前方大同小异，所加蝉衣散风热、透斑疹，黄连则清热燥湿，吴萸虽为辛苦大热药，但对绿脓杆菌及金黄色葡萄球菌有抗菌作用，萸、连辛开苦降，泻肝和胃，内服可治反胃恶心，外用较少。本方用于沐浴，或取其清热燥湿解毒之意。

6. 疥癣化毒汤

【组成】 黄芩四钱 地丁四钱 防风四钱 荆芥四钱 透骨草八钱 当归八钱 生地八钱 公英八钱 蒜瓣八钱 黄柏三钱 大黄三钱 银花三钱 黄连一钱 连翘五钱 红花三钱

引料：

老酒一斤 米醋二斤 生姜三大片 老葱头七个（带白一寸） 食盐（干疥用一两，小儿秃疮用一钱，余症酌量加减）

【制法】 共以水煎百沸，趁热熏洗，每日洗三次。

【功用】 解毒燥湿，活血祛风止痒。

【主治】 疥癣皮顽，黄水疮，伤手疮，臁疮，小儿秃疮，一切浸淫溃烂日久缠绵之症；并蝎螫、虫咬、毒物所伤。

【按语】 疥癣等症多由于湿热凝结而成，痛痒难禁，脓水浸淫，皮肤溃烂，日久肌肉消瘦，结毒成痼。正宜此汤洗之。本方清热解毒，燥湿祛风，活血化瘀，养血润肤，当有效。

7. 清热散风汤

【组成】 荆芥一钱 防风一钱 苦参三钱 蛇床子一钱 朴硝一钱

【制法】 以丝绵包裹，水煎，不拘时洗。

【功用】 祛风清热，解毒燥湿。

【主治】 治肝脾二经湿热，邪袭肌肤，郁于肺经，以致遍身生疮，瘙痒抓破时津汁浸淫成片。

【按语】 本方治风湿、风热所致瘙痒性皮肤病，用药精专。

149

从方药看，治阴痒亦当有效。

8. 三黄打丁汤洗药方

【组成】 当归二钱　白芷二钱　黄连一钱　黄芩一钱　黄柏一钱　地丁二钱　公英二钱　石膏（煅）二钱　防风一钱　薄荷一钱　山甲一钱　皂刺一钱　甘草一钱

【制法】 用五大碗水，煎一盅，洗之。

【功用】 清热解毒，活血消肿。

【主治】 疡科一切疗毒恶症。

【按语】 本方清热解毒为主，兼祛风化瘀，消肿止痛，是一组方较全面的疮疡外洗方。

(五) 阴痒熏洗方

1. 蛇床地肤熏洗药（一）*

【组成】 蛇床子五钱　地肤子五钱　川椒三钱　苦参三钱　独活三钱　苍术三钱　黄柏三钱　朴硝三钱　槐花三钱

【制法】 上药装布袋中，水煎，熏洗。

【功用】 清热利湿，解毒止痒。

【主治】 外阴瘙痒等症。

【按语】 此方为《丹溪心法》二妙散合《疡科心得集》中的苦参汤化裁而来。本方具有清热利湿解毒止痒之功。乾隆朝惇妃医案所载此方，应为治阴痒之病。此病多因外阴不洁，湿热下注，或阴虚血燥而致。就本方而论，似因湿热下注所致。以此药外洗，结合内服药，理应收效。

2. 蛇床地肤熏洗药（二）*

【组成】 蛇床子五钱　地肤子五钱　川椒三钱　苦参三钱　独活三钱　苍术三钱　黄柏三钱　朴硝三钱

【制法】 上药装布袋中，水煎，熏洗。

【功用】 清热利湿，解毒止痒。

【主治】 阴痒等疾。

【按语】 此方较上方仅少槐花一味，亦具有清热解毒、利湿止痒之功。乾隆朝禄贵人用此洗药，似治阴痒。

3. 除湿塌痒汤

【组成】 鹤虱草二两　狼毒二两　苍术三两　当归三两
苦参三两　地肤子三两　蛇床子三两　川椒一两　黄柏二两

【制法】 共为粗末，煎汤烫洗。

【功用】 清热解毒，利湿杀虫止痒。

【主治】 阴蚀。

【按语】 阴蚀之证，多因情志郁火，损伤肝脾，湿热下
注，蕴而生虫，虫蚀阴中所致。此方是治疗嘉庆朝二阿哥大
侧福晋之阴蚀病，宗清热解毒，除湿杀虫之法，与内服药配
合取效。

4. 蛇床地肤熏洗药（三）*

【组成】 蛇床子八两　地肤子八两　川椒四两　苦参八两
苍术四两　朴硝四两　升麻四两　狼毒四两　大黄四两　鹤虱
草四两　防风四两　艾叶八两　细辛三两二钱

【制法】 共为粗末，水煎，熏洗。

【功用】 清热解毒，利湿杀虫止痒。

【主治】 阴蚀。

151

【按语】 此方系治嘉庆朝二阿哥侧福晋阴蚀的第二个熏洗
方，功用与前方类同。此方祛风燥湿之功较上方更强。

5. 苦参胆草熏洗药*

【组成】 苦参一两　龙胆草一两　连翘一两　蛇床子五钱
金银花一两

【制法】 水煎，熏洗。

【功用】 清肝泻火，解毒燥湿止痒。

【主治】 阴痒带下等症。

【按语】 此方是御医为道光之皇后所拟。据方测病，皇后
可能因肝胆湿热下注，有阴痒带下之症。

6. 蛇床苦参熏洗药*

【组成】 苦参四两　蛇床子一两

【制法】 水煎，熏洗。

【功用】 清热解毒，燥湿止痒。

【主治】 阴痒带下等症。

【按语】 蛇床子，辛、苦、温，可燥湿止痒杀虫，用于治滴虫性阴道炎等；苦参，清热燥湿，杀虫止痒。现代研究证明，此药对皮肤真菌和滴虫有不同程度的抑制作用。二药组方，十分简练，治疗阴痒当效。

7. 蛇床蕲艾熏洗方*

【组成】 蛇床子八钱　广皮六钱　石榴皮四钱　升麻三钱　银花四钱　白芷三钱　蕲艾八钱　甘草八钱

【制法】 水煎，滤去渣，熏洗。

【功用】 温肾助阳，燥湿祛风，杀虫止痒。

【主治】 阴痒带下。

【按语】 方中蛇床子可燥湿杀虫，温肾壮阳，用于治阴痒、宫寒等证。艾叶亦可治带下疥癣等疾。他药或酸收，或解毒，或升提，或祛风。故推测系治慈禧带下阴痒。

8. 蛇床苦参熏洗方（一）*

【组成】 苦参六钱　蛇床子一两　公英六钱　狼毒五钱　草节五钱　薄荷三钱　朴硝三钱　雄黄三钱　白菜叶（切碎）四两

【制法】 水煎，去渣，熏洗。

【功用】 燥湿杀虫，解毒止痒。

【主治】 阴痒。

【按语】 本方载于光绪朝珍妃医案，当属外洗阴痒之剂。同时，配以内服药，清泻肝胆湿热，颇为恰当。

9. 蛇床苦参熏洗方（二）*

【组成】 苦参六钱　蛇床子一两　公英六钱　狼毒五钱　草节五钱　薄荷三钱　朴硝三钱　明矾一钱五分　白菜叶（切碎）四两

【制法】 水煎透，去渣，熏洗。

【功用】 燥湿杀虫，解毒止痒。

【主治】 阴痒。

【按语】 此为珍妃所用第二个熏洗方,易雄黄为明矾,后者亦为解毒杀虫、燥湿止痒之品。《濒湖集简方》以蛇床子一两加明矾二钱,煎汤熏洗,治阴痒。

10. 洗药方(四)

【组成】 川椒二两 茵陈七两 槐枝六两 端午艾八分 绿豆一小升 生蜂蜜一厘

【制法】 用水二大柳罐,滚数沸,滤去渣,熏洗。

【功用】 温经通脉,解毒杀虫,祛湿止痒。

【主治】 湿气下注,二阴瘙痒肿痛等症。

(六)肛肠疾病熏洗方

1. 清热化湿洗药方

【组成】 槐条二两 艾叶一两 白矾一两 马齿苋一两 银花一两 甘草一两

【制法】 水煎,熏洗。

【功用】 清肠化热,祛湿消肿止痛。

【主治】 痔疮。

【按语】 慈禧所用本方,为清肠化热祛湿消肿止痛方。结合其便血史,当为治痔而用。《传信方》治痔核法:"槐枝,浓煎汤,先洗痔,便以艾灸其上七壮,以知为度。"此方则强其制。

2. 洗痔漏神方

【组成】 番大马一条

【制法】 分为三节,每节用砂锅熬透,洗三日,或洗九日。

【主治】 痔漏。

【按语】 此方载于《太医院秘藏膏丹丸散方剂》。录以待考。

3. 脱肛洗药*

【组成】 荷叶二两 吴茱萸梗三钱

【制法】 水煎,熏洗。

153

【功用】 温中升提。

【主治】 气虚脱肛。

【按语】 吴茱萸可温脾肾之阳，荷叶亦能升阳，用治阳气虚之脱肛，疗效是否理想，尚待验证。

4. 洗肛方*

【组成】 苦参一两　朴硝一两　荆芥穗三钱　防风三钱　枳壳（生）三钱　生甘草三分　瓦松一两

【制法】 丝棉包裹，水煎浴。

【功用】 解毒燥湿，祛风消肿。

【主治】 肛门肿痛，风湿肿坠瘙痒。

【按语】 此方疏肠风，下湿热，消肿止痒。外洗肛门肿痛，风湿肿坠瘙痒当效。

5. 洗痔良方

【组成】 川椒三钱　牛膝三钱　地骨皮三钱　金银花六钱　黄芩六钱　良姜三钱　细辛三钱　荆芥三钱　皮硝一两　白芷四钱　蝉蜕三钱　防风三钱

【制法】 水煎洗。

【功用】 疏风祛湿，清热解毒，消肿止痛。

【主治】 痔疮等疾。

（七）其他熏洗方

1. 明目除湿浴足方

【组成】 甘菊三钱　桑叶五钱　木瓜五钱　牛膝五钱　防己四钱　茅术五钱　黄柏三钱　甘草三钱

【制法】 水煎，洗足。

【功用】 明目止痒，清热解毒胜湿。

【主治】 目赤肿痒等症。

【按语】 慈禧所用本方，明目止痒胜湿，系桑菊与三妙散加味。三妙散原治下体湿热，此方注明明目，或属上病下治，用浴足法，或同时尚有下焦或足部湿热之象，亦未可知。

2. 五根汤

【组成】　梅根一两　桃根一两　柳根一两　槐根一两　李根一两

【制法】　水煎，外洗。

【功用】　祛风燥湿，清热解毒。

【主治】　皮肤湿疹、痈肿、痔疮及风湿疼痛等症。

【按语】　柳根利水，通淋，祛风，除湿；槐根清热，疗痔，杀虫；梅根祛风，清热；桃根清湿热，祛风湿，消痈肿；李根清热解毒。五根同用外洗，对湿疹、痈肿、痔疮及风湿疼痛等当有一定效验。《崔氏纂要方》载："初生小儿取（梅）根同桃、李根煮汤浴之，无疮热之患。"可参考。

3. 韭子冰片熏药*

【组成】　韭菜子二钱　冰片二分

【制法】　水煎，熏洗。

【功用】　益肾解毒杀虫。

【主治】　牙齿虫蚀等症。

【按语】　本方载于道光朝孝全成皇后医案，当为治"下门牙色黑，上有蛀孔，名曰齿龋"之病。《救急易方》介绍韭子烟熏虫牙法：瓦片煅红，安韭子数粒，清油数点，待烟起，以筒吸，引至痛处。良久，以温水漱吐。冰片有清热防腐，通窍止痛之效。故两药合用，熏治龋齿。

4. 洗药方（五）

【组成】　盉沉四钱　胆矾八钱　枯矾六钱　青盐八钱　乌梅十二个　归尾一两二钱　川椒八钱

【制法】　将药用新白布包好，用长流水浸透洗之。

【功用】　解毒杀虫，收敛燥湿，行气活血，止痛止痒。

【主治】　皮肤疮毒湿疹肿痒等症。

【按语】　此方是御医为宣统朝总管太监小德张所拟。医案未载相关病情，仅具方药作以上功用、主治分析。

六、熥熨方

1. **葱白熥药方**

【组成】 老葱白一斤

【制法】 用老酒拌匀，银锅炒热，熥于患处。

【功用】 温通阳气。

【主治】 脾胃不和，湿邪内蕴之腹满等症。

【按语】 老葱白用老酒拌炒，其温通之力更强。慈禧用此方，可能是治其"肠胃不和"。她后来还曾用过老醋拌老葱白，炒热熥患处。

2. **盐葱熨法方**

【组成】 食盐一两　葱白二两

【制法】 炒热温熨。

【功用】 发表通阳，清热解毒。

【主治】 小便不通症。

【按语】 食盐可清热解毒；葱白可发表通阳解毒。二药单味外熨均可治小便不通，合用则效力当著。

3. **姜汁香附熨方**

【组成】 生香附八两　生姜汁

【制法】 以姜汁拌香附，炒热熨之。

【功用】 疏肝理气，和胃止呕。

【主治】 肝气不和，胸胁满闷，脘腹胀痛，呕恶不舒。

【按语】 用生姜汁拌炒香附，其疏理肝气和胃之功较佳。另外，还有姜醋炒香附熨痛处方，均为妃嫔贵人所用，可见她们常有肝郁气滞之证。

4. **香附食盐熨药**

【组成】 香附四两　食盐二两

【制法】 炒热，熨患处。

【功用】 理气温中。

【主治】 腹痛、腹胀。

【按语】 香附可疏肝理气，外用热熨，治疗气滞或虚寒腹痛当效。

5. 香附麸子熨方*

【组成】 香附二两　麸子一碗

【制法】 老酒炒，布包，熨痛处。

【功用】 理气温中。

【主治】 腹痛、腹胀。

【按语】 香附可疏肝理气，用老酒炒，其温通之力更著。治疗气滞或虚寒性腹痛。

6. 香附木瓜熨药*

【组成】 香附面四两　木瓜三两　食盐二两　烧酒四两

【制法】 酒拌诸药，炒热，装布袋内，熨痛处。

【功用】 疏通气血，舒筋止痛。

【主治】 关节肌肉疼痛。

【按语】 此药外熨，使药力直达痛处，疏通气血而止痛。

7. 香附祁艾熨方

【组成】 祁艾四两　香附（研粗末）四两

【制法】 同炒熨。

【功用】 疏通气血，温经止痛。

【主治】 胸胁阻塞，周身酸痛。

【按语】 艾叶温通，香附理气。二药合用，外熨当效。

8. 附萝熨药（一）*

【组成】 香附二两　萝卜子一两

【制法】 醋炒热熨。

【功用】 疏通气血止痛。

【主治】 胸满呕恶，胁腹胀痛。

【按语】 香附配莱菔子，则行气消胀之力更强。

9. 附萝熨药（二）*

【组成】 香附（捣碎）四两　食盐二两　老葱（切碎）二

两　大萝卜（切碎）四两

【制法】　共合一处，用醋少许炒热，用白布包，热熨患处。

【功用】　疏通气血，通阳止痛。

【主治】　胸胁胀满，周身酸痛。

【按语】　较上方温通之力稍强。

10. 艾附熨药（一）*

【组成】　香附四两　艾叶一两　葱（切碎）五根　姜（切碎）一两

【制法】　共拌匀炒热，用醋少许，熨之。

【功用】　疏气血，祛寒湿。

【主治】　气滞寒凝所致腹痛、腿腰酸痛。

11. 艾附熨药（二）*

【组成】　香附二两　艾叶茸二两　乌药二两　小茴香一两

【制法】　共为粗末，合面麸半升，姜汁拌炒，盛布袋熨之。

【功用】　疏肝理气，温经止痛。

【主治】　气滞寒凝腹痛。

【按语】　较上方行气暖腹之力加强。

12. 艾附熨药（三）*

【组成】　香附二两　艾叶二两　乌药一两　吴茱萸一两　元胡一两　小茴香二两　食盐一撮

【制法】　共捣粗末，醋炒熨之。

【功用】　温通经脉，理气止痛。

【主治】　寒凝气滞腹痛。

【按语】　较上方祛寒理气止痛作用更强。

13. 艾附熨药（四）*

【组成】　香附一两　艾叶一两　肉桂五钱　橘核仁三钱　小茴香五钱

【制法】　共为粗末，用醋炒熨。

【功用】　温通经脉，理气止痛。

【主治】　寒凝气滞腹痛。

【按语】 上四方功用、主治大致类同，温通行气止痛作用有强弱之别。

14. 附茴熨药（一）*

【组成】 香附四两　小茴香二钱　葱白一握　食盐一撮

【制法】 捣烂，用醋炒，热熨。

【功用】 温经通阳，理气止痛。

【主治】 气滞寒凝腹痛。

15. 附茴熨药（二）*

【组成】 香附（研）四两　小茴香（研）四两　老葱（切碎）四两　食盐四两　橘核仁（研）四两

【制法】 共合一处，用醋少许，炒热，用布包熨患处。

【功用】 温经通阳，理气止痛。

【主治】 气滞寒凝腹痛。

16. 附茴熨药（三）*

【组成】 香附四两　小茴香二两　萝卜子二两　食盐八两　生姜四两

【制法】 共捣烂，用醋炒热，熨患处。

【功用】 温经通阳，理气止痛。

【主治】 气滞寒凝腹痛。

【按语】 上三方功用、主治大致相同。

17. 附萸熨药方*

【组成】 香附（研）二两　吴萸二两　肉桂一两　乌药二两　小茴香二两　川乌二两　麝香一钱五分　老葱白四两　食盐四两

【制法】 共为粗末，醋拌匀，炒热熨痛处。

【功用】 温通经脉，理气止痛。

【主治】 少腹冷痛。

【按语】 此方有川乌、乌药、肉桂等药，温通止痛之力较强。

18. 附膝熨药方*

【组成】 香附二两　威灵仙五钱　木瓜五钱　独活五钱

159

没药二钱　川牛膝一两　苍术五钱　赤芍五钱

【制法】　共研粗末，盐水拌炒，熨患处。

【功用】　祛风除湿，活血化瘀，理气止痛。

【主治】　腰腿痛。

【按语】　方中之药多为祛风除湿、活血消瘀及行气止痛之品。直接熨于患处，借药力之温散，不仅药力透达，亦可促进局部血液循环，故当有效。

19. 灵附熨药*

【组成】　威灵仙一两　香附二两　海桐皮五钱　川牛膝一两　独活八钱　细辛三钱　桂枝三钱　夏枯草五钱　秦艽五钱

【制法】　共研粗末，盐水拌炒，熨患处。

【功用】　祛风除湿，温经理气止痛。

【主治】　腰腿痛。

20. 灵膝熨药方*

【组成】　威灵仙一两　川牛膝一两　海桐皮五钱　乳香五钱　没药五钱　木瓜五钱　独活五钱　秦艽五钱　夏枯草五钱

【制法】　共研粗末，兑麸子二两，用盐水拌炒，盛布袋熨痛处。

【功用】　祛风胜湿，通络止痛。

【主治】　腰腿痛。

【按语】　方中药物以祛风除湿通络，活血止痛为主，用治风湿腰痛当有效。

21. 葱艾熨方

【组成】　艾叶四钱　川椒三钱　连翘三钱　枳壳三钱　白芷三钱　赤芍三钱　荆芥三钱　葱三棵（带须用）

【制法】　共盛布带内，米泔水加食盐一撮，熬汤，敷药前熨洗。

【功用】　疏风清热，活血通络，消肿止痛。

【主治】　风温发颐，肿痛坚硬。

【按语】　道光朝四公主患发颐，"右颐高肿坚硬，皮色微红"，内服清热之剂，外用此方，疏散风热，活血通络，消肿止痛，以助其消散。

22. 透骨艾叶熨药方*

【组成】 川椒（去目）五钱 艾叶一两 独活五钱 透骨草一两 防风五钱 细辛三钱 白芷三钱 郁金五钱 川军五钱 当归尾五钱 抚芎三钱 甘草三钱

【制法】 共为粗末，熨患处。

【功用】 疏风活络，消肿散结。

【主治】 瘰疬。

【按语】 瘰疬之证，多因风火痰毒，结于颈项；或因肝气郁结，久而化火内燔；或肺肾阴亏，水亏火旺，痰火结于颈项。其治则，或化痰清火，或疏肝解郁，或滋养肺肾，兼以软坚散结。嘉庆朝五阿哥患风温瘰疬，御医予内服柴胡散坚、化坚汤，兼以此熨药外治，以疏风通络，化瘀消肿，软坚散结，助其消散。

23. 透骨木瓜熨药*

【组成】 透骨草五钱 川牛膝三钱 防风三钱 木瓜五钱 独活三钱 防己三钱 麸子一两

【制法】 共研粗末，老酒拌炒，布包，热熨。

【功用】 祛风胜湿，活络止痛。

【主治】 腰膝酸软疼痛。

【按语】 咸丰朝丽皇贵妃多次用本方热熨治疗腰膝酸软，当有较好的疗效。

24. 桂茴熨药*

【组成】 肉桂一两 小茴香一两 生姜二两 老葱一握 食盐四两 麸子半升

【制法】 用醋炒热，纳布袋内，熨痛处。

【功用】 温经散寒，通络止痛。

【主治】 寒气蓄结，少腹疼痛。

【按语】 此方用治道光朝大阿哥停滞受凉，少腹疼痛等症。

方中肉桂、小茴香等均为温热通经之品，用此药热熨当有效。

25. 三香熥药方*

【组成】 煨木香五钱　乳香五钱　没药四钱　小茴香四钱

【制法】 共为粗末，炒热盛于布袋内，兑醋熥患处。

【功用】 温经通络，化瘀行气止痛。

【主治】 风寒气滞所致膀背作痛，腰酸等症。

【按语】 此方为治咸丰朝吉妃风寒气滞所致膀背作痛、腰酸等症。内服疏风拈痛散，外用此药熨患处，据医案记载，疗效较好。

26. 二乌熨药*

【组成】 川乌五钱　草乌五钱　食盐二两　醋二小酒杯白酒一小杯

【制法】 共为粗末，同拌匀，炒热，熨患处。

【功用】 温经止痛。

【主治】 痹证。

【按语】 从载有本方的乾隆朝惇妃这则脉案来看，患者系患痹证。用此药外熨，其温经止痛之力较强，当有效。

27. 补骨二乌熨药

【组成】 川乌六钱　草乌六钱　羌活八钱　青盐五钱　补骨脂一两　透骨草五钱　白鲜皮六钱　乳香五钱

【制法】 共为粗末，兑麸子一碗，加醋搅匀，炒热，入布袋内，熨患处。

【功用】 温经通络，补肝肾，祛风湿，化瘀止痛。

【主治】 痿痹证。

【按语】 此方为治乾隆朝禄贵人气血两虚、风寒外侵、内有湿饮之证。方中川乌、草乌、乳香温经通络；补骨脂、白鲜皮、透骨草等药益肾祛风湿。诸药合用，用于治痿痹当效。

28. 木香饼熨方

【组成】 木香五钱　生地五钱

【制法】 共为细末，陈醋作饼炕热，不时熨患处。

【功用】 凉血清热，理气消肿。

【主治】 发颐证。

【按语】 御医为道光朝四公主治发颐，内服清热化坚汤，外敷红灵药兑紫金膏，再用木香饼不时熨坚硬处，内外并治，以求速效。

29. 木香生地饼方

【组成】 生木香三钱　小生地五钱　生香附三钱

【制法】 共研极细面，兑葱泥、蜜水和饼，用热物熨患处。

【功用】 凉血清热，理气消肿。

【主治】 牙痛，腮颊红肿等症。

【按语】 咸丰朝吉嫔所用此方，较上方增香附一味，只不过此腮颊红肿症是因牙痛牙痛所致。由次日脉案来看，肿痛均减，可见，御医治病确有效验。

30. 舒筋活血定痛熨方

【组成】 桑枝一两　透骨草五钱　桂枝五钱　威灵仙五钱 艾叶五钱　木瓜一两　元胡五钱　独活一两　当归（全）一两 抚芎五钱　乳香五钱　秦艽五钱　防风五钱

【制法】 共为粗末，醋炒，盛布袋内，晚熨。

【功用】 疏风清热，舒筋活血，通络止痛。

【主治】 上肢疼痛。

【按语】 方中桂枝、桑枝及威灵仙等药善走上肢，疏风通络止痛，尤以治上肢麻木疼痛效佳。本方系治"湿热袭于经络"所致嘉庆"右臂有时微痛"。

31. 舒筋愈风散

【组成】 威灵仙　桂枝　防风　秦艽　香附　川芎　羌活 苍术　乳香　没药各五钱

【制法】 共为粗末，用醋拌炒熨患处。

【功用】 祛风舒筋，活血祛瘀，通络止痛。

【主治】 腰痛。

【按语】 道光朝孝慎成皇后停滞受凉，腰部稍感酸痛，御医处此方为其外熨。

32. 舒风渗湿散

【组成】 羌活五钱　独活五钱　木瓜五钱　苍术五钱　大腹皮五钱　地肤子五钱　当归五钱　乳香四钱　甘草二钱

【制法】 共为粗末，米醋拌炒熨患处。

【功用】 祛风燥湿，活络消肿。

【主治】 素有湿饮，病后受风，腿足浮肿等症。

【按语】 此方用于治道光之皇后腿足浮肿症。方中羌活、独活通治一身之风湿；木瓜、苍术、大腹皮、地肤子等药利水祛湿；当归、乳香活血养血。虽属外治，其法度井然。

33. 鸡子药熨方*

【组成】 荆芥穗二钱　羌活二钱　白芷二钱　僵蚕三钱明天麻二钱　青皮（炒）三钱

【制法】 共以水煎，煮鸡子二枚，熟后去皮，再煮，令药味入透，取鸡子，随意熨之。

【功用】 疏风平肝，理气止痛，祛湿清眩。

【主治】 湿滞未清，气机不畅，头眩微痛，胸膈不爽等症。

【按语】 慈禧患头眩微痛、胸膈不爽等肠胃湿滞，气机不畅之症，御医拟以理气化痰消滞祛湿之剂内服，又用此法外熨，却有独到之处。

34. 羌防熨洗方*

【组成】 牛蒡子三钱　归尾二钱　丹皮二钱　银花三钱皂角四钱　透骨草四钱　羌活五钱　防风五钱　商陆五钱　穿山甲五钱

【制法】 煎汤，熨洗。

【功用】 疏风清热，软坚消肿。

【主治】 痄腮。

【按语】 此方是治咸丰朝小太监金环的用方，病案中无病情，以药测病当为痄腮。病案所记，内治外敷结合，均以清热解毒，软坚消肿为主。

35. 透骨归香熨洗方*

【组成】 木香一两　当归一两　肉桂五钱　生附子五钱　川贝五钱　草乌五钱　苍术五钱　煅龙骨五钱　白芷一两　山甲（炙）五钱　乳香一两　透骨草一两

【制法】 共研粗末，分二布袋装药，猪蹄二只，葱白三支切段熬汤，两大碗煮药，布袋熨洗疮处。

【功用】 温经通阳，养血活血，拔毒敛疮。

【主治】 痘痈。

【按语】 此方用于治同治皇帝患病后期，肾经虚弱，寒湿流于肾间，以致腰间漫肿，内溃小口淡红，流脓水，症势疲缓之证。方中温阳之药为胜，正如病案中所言，"温热易回阳，提毒换脓，气血通畅"。

36. 归膝二防熨洗方*

【组成】 当归尾三钱　防己三钱　牛膝三钱　独活二钱　透骨草五分　防风三钱　红花三钱　甘草节二钱　食盐三钱　白酒一两

【制法】 水煎，熨洗。

【功用】 祛风胜湿，活血止痛。

【主治】 关节肌肉疼痛。

【按语】 此方是为太监李莲英所拟，未载用治何病。以药测病，当治关节肌肉疼痛之类病症。

37. 散湿熥药方*

【组成】 老鹳草二两　羌活八钱　独活八钱　白芷八钱　透骨草二两　苦参一两　木瓜一两　当归八钱

【制法】 共捣粗末，兑食盐二斤，用白酒将药拌潮，炒极热，装布袋内熥熨患处。

【功用】 祛风散湿清热，舒筋活血止痛。

【主治】 肢体疼痛，胸膈满闷等症。

【按语】 此方见于光绪三十四年李莲英脉案，其患脾胃湿热，食滞痰饮，胸膈满闷等症。该方熥熨，当以治肢体关节肌肉风湿疼痛为主。李莲英历同治、光绪、宣统三朝，其病症大抵以痰饮、食滞、脾元运化不畅为主，案中内治外治并用之记载较多。

38. 祛风化湿拈痛熥药方

【组成】 羌活八钱　透骨草二两　老鹳草二两　桂枝六钱　防己八钱　炙乳香六钱　海桐皮八钱　防风八钱　木瓜一两片姜黄六钱　青风藤八钱　甘草八钱

【制法】 共捣粗末，兑食盐二斤，用白酒拌潮，炒极热，装布袋内，熥熨患处。

【功用】 祛风化湿，舒筋活血，通络止痛。

【主治】 肢体关节疼痛等症。

【按语】 此方亦是御医张仲元为李莲英所拟，其时在上方后十余天，所治病症相同，从药物推测，病当偏于上半身。

39. 治腰痛熨方

【组成】 生牡蛎五钱　川牛膝三钱　川独活一钱五分

【制法】 以上三味，共研细末，用盐水同连须葱头十个，并炒热，细布包熨。

【功用】 补肝肾，祛风湿，止痹痛。

【主治】 腰胯疼痛。

【按语】 方中牡蛎敛阴潜阳，牛膝可补肝肾，治腰痛，强筋骨。独活祛风除湿，散寒止痛。《本草正义》云："独活为祛风通经之药""专治腰膝足胫等症"。葱须可通阳散寒。诸药合用，可通经络，散风寒，利关节。此方为御医施焕为光绪所拟。

40. 推熨方

【组成】 半夏　天麻　细辛

【制法】 上各二两，和匀，盛二绢袋，蒸热，交互推熨痛处。

【功用】 化痰通络，熄风止痛。

【主治】 腰痛。

【按语】 此方由御医吕用宾拟，熨治光绪腰痛。方中天麻可平肝熄风定惊，现代研究有较好的镇痛作用。细辛也有较强的止痛作用。

41. 糯米黑豆熨方*

【组成】 糯米（炒黄）半升　黑大豆（水泡炒热）半升

【制法】 乘温用绢包二包，如冷再炒温，不要太热，贴放于腰之两旁，频频温之，自可缓解。

【功用】 温经止痛。

【主治】 腰痛。

【按语】 此方亦为吕用宾所拟，熨治光绪腰痛。同时拟两首方，可见御医之尽心尽力。

42. 腰痛外治方

【组成】 小茴香一两　全当归一两　乳香一两　广木香一两　川芎五钱　没药一两　红花四钱　川乌五钱　穿山甲（炙）五钱　白附子五钱

【制法】 上药为末，酒炒，摊铺薄棉中，乘热束腰。

【功用】 温经活血，通络止痛。

【主治】 腰痛。

【按语】 此方为张彭年等六位御医共拟，熨治光绪腰痛。其腰部酸麻跳痛，御医辨证为风寒湿气流于经络，其辨证用药，较上方为佳。

43. 通气活络止痛熨药方

【组成】 独活五钱　秦艽四钱　木瓜六钱　茅术四钱　抚芎三钱　归尾五钱　木香三钱　没药四钱

【制法】 共捣粗末，兑食盐八两，麸子一升，用陈醋拌匀，蒸极热，煏熨患处。

【功用】 祛风除湿，行气活血，通络止痛。

【主治】 腰痛。

【按语】 此方用于治光绪之隆裕皇后腰痛。隆裕情志不遂，气机不畅，脾失健运而致腰痛，用此方活络通经理气除湿止痛。

44. 熥熨方

【组成】 透骨草三两　青风藤一两　独活二两　防己二两　宣木瓜二两　赤芍一两五钱　归尾一两五钱　香附（米炙）三两

【制法】 共捣为粗末，白酒醋拌潮匀，装布袋二个，蒸热，换熥腰膝痛处。

【功用】 祛风除湿，行气活血，通络止痛。

【主治】 风湿痹证。

【按语】 此方用于治光绪朝珍贵人（即珍妃）"周身筋脉抽掣，牵及腿膝疼痛，胸膈胁胀满"之症，同时还服舒肝调气拈痛汤。方中透骨草功能祛风除湿，活血止痛，用于治风湿疼痛及跌打损伤，经闭痈肿等症，效果较好。

45. 熨治面风方（一）

【组成】 荆芥穗二钱　杭菊花一钱五分　抚芎二钱　明天麻一钱五分　香白芷一钱五分　霜桑叶四钱

【制法】 上六味，煮熟鸡子二枚，去皮同煮多时，必令药味入里，取鸡子热熨，微凉即换一枚，熨之。

【功用】 平肝祛风通络。

【主治】 面风。

46. 熨治面风方（二）

【组成】 蚕沙一两

【制法】 同黄酒炒热，绢包裹频熨。

【功用】 祛风除湿通络。

【主治】 面风。

【按语】 此方与上方均为慈禧所拟。光绪二十八年，慈禧"左眼下连颧时觉跳动，揣系肝气不舒，风湿相搏上冲"所致。前方多平肝祛风之品，后一方用蚕沙，具有祛风除湿活血功效。

47. 祛风活络熨方

【组成】 防风三钱　白芷三钱　穿山甲（炙）三钱　皂角三钱　薄荷一钱

【制法】 共研细面，用酒水和匀，装绢袋内，蒸热熨之。

【功用】 祛风通窍，化痰活络。

【主治】 面风。

【按语】 本方于祛风化痰活络中，以山甲通窍，通经络，搜风祛湿加强外治效能。此药《医学衷中参西录》中称："宣通脏腑，贯彻经络，透达开窍。"此方也为光绪二十八年由寿药房传出的慈禧用方。

48. 瓜蒌大麦饼

【组成】 瓜蒌绞汁二斤　大麦面六两

【制法】 和作饼，炙熟熨之，病愈即止，勿令太过。

【功用】 清热涤痰，舒肝通络。

【主治】 中风㖞斜。

【按语】 本方以瓜蒌为主药，此药甘苦寒，用其润燥开结，荡热除痰，舒肝郁，缓肝急之性以为外治。

49. 熥洗方

【组成】 虾蟆草一两　苦参一两　防风七钱　败酱草一两朴硝三钱　甘草七钱　生枳壳七钱　槐角七钱

【制法】 共以水熬透，乘热熥洗。

【功用】 清热解毒，凉血祛风。

【主治】 痔血及痔漏、肛门瘙痒等。

【按语】 本方清热凉血，燥湿解毒，有止血、止痒、消肿之效，故可治痔漏下血，肛门瘙痒肿痛。《外科大成》有苦参地黄丸治痔血及肠风下血。《和剂局方》槐角丸（槐角、枳壳、防风、地榆等）治大肠湿热，痔漏肿痛，大便下血。

50. 熥药方

【组成】 龙骨四钱　虎骨四钱　白芷三钱　防风四钱　川芎四钱　川椒四钱　木瓜三钱　桔梗四钱　荆芥四钱　黄芩四钱　一枝蒿四钱

【制法】 共以水熬透，乘热熥洗。

【功用】 祛风胜湿，温经通络，解毒止痛。

169

【主治】 关节疼痛。

【按语】 本方为治关节疼痛外用方，以风湿痛可能性大。全方除一枝蒿外，均日常常用药。一枝蒿，即蓍（《尚书》），一般本草书中不载，见《本草纲目拾遗》。而官中却用其治慈禧之病，可见御医也征用民间药物治病，不拘泥于一法。此药活血祛风，解毒止痛，主治风湿痛，亦治跌打损伤。

51. 治骨节痛方

【组成】 乳香一两　没药一两　皮胶二两　生姜捣汁二斤

【制法】 先用生姜煮胶，次入药末，摊布上贴患处，再以鞋用火炙热熨之。忌铁器。或加葱、蒜汁各一碗亦可。

【功用】 温经通络，活血止痛。

【主治】 骨节疼痛。

【按语】 乳香、没药，前者功擅活血伸筋，后者偏于散血化瘀，二者相伍，功能活血止痛。本方用胶者，使其成膏薄贴；用姜汁或加葱汁等，增加辛散透达之力；用鞋炙热熨之，使热力促使药温散，则止痛效果更好。

52. 温肾渗湿敛汗止痒熥洗药方

【组成】 蛇床子五钱　桂枝五钱　白附片五钱　狼毒三钱　牡蛎五钱　橘核五钱　川楝子五钱　茴香五钱　炒茅术五钱　云苓六钱　地肤子六钱　防己五钱

【制法】 共研粗末，装布袋内，水煮透，用袋随时熥。

【功用】 温阳理气，燥湿止痒。

【主治】 腰胯疼痛，阴囊潮湿作痒。

【按语】 据脉案档载，光绪因遗精宿疾，肾气大亏，后期腰胯疼痛，阴囊潮湿作痒，诸症蜂起，御医为其拟"长春广嗣益寿膏"内服补肾，配以本方外洗，内外合治，标本兼顾，冀希其病体康复。方中狼毒辛平大毒，用于牛皮癣、神经性皮炎有效。《圣惠方》《永类钤方》治干癣疥疮皆用为主药。本方用之，取其除湿止痒，杀虫治癣之功。

《七、漱口方》

1. 石膏知柏漱口药（一）*

【组成】 生石膏一两 细辛一钱五分 知母二钱 防风一钱五分 黄柏二钱

【制法】 水煎，漱口。

【功用】 清胃泄热，疏风洁口。

【主治】 胃火牙痛，口中不洁。

【按语】 漱口可治口腔疾病，又可洁口。

2. 散火宣风汤

【组成】 防风一钱 荆芥一钱 蜂房一钱 石膏二钱 火硝一钱 雷丸一钱 川椒五分

【制法】 上药水钟半，煎八分，漱口仍吐去。

【功用】 搜风定痛，解毒杀虫。

【主治】 牙痛。

【按语】 此方辛温辛寒并用，祛风解毒杀虫，且止牙痛。

3. 石膏蒺藜漱口药*

【组成】 石膏二钱 白蒺藜末二钱

【制法】 水煎，漱口。

【功用】 疏风清热洁口。

【主治】 口腔不洁，牙痛等症。

【按语】 白蒺藜即蒺藜，具有疏散风热，行气破血之功，《本草纲目》云："古方补肾治风皆用刺蒺藜，后世补肾多用沙苑蒺藜。"

4. 石膏知柏漱口药（二）*

【组成】 煅石膏五钱 知母三钱 防风二钱 黄柏三钱 淡竹叶三钱 灯芯草三十寸

【制法】 水煎，漱口。

【功用】 清胃泻火止痛。

171

【主治】 口腔不洁，牙痛等症。

【按语】 此方与上方均用于治定郡王牙痛症，本方清胃泻热之力更强。

5. 白芷川椒漱口药*

【组成】 白芷二钱　川芎一钱五分　细辛一钱　川椒二钱　地骨皮二钱　土蜂房一个　青盐二钱　雷丸二钱

【制法】 水煎，漱口。

【功用】 活络止痛，清退虚热。

【主治】 口腔不洁，牙痛等症。

【按语】 此方也用于治定郡王牙痛症，转为清退虚热，活络止痛之法。定郡王病劳瘵，有阴亏火旺之症。

6. 防芷细辛漱口药*

【组成】 防风一钱五分　露蜂房一钱　白芷一钱五分　明白矾一钱　北细辛一钱五分　川椒一钱　火硝一钱五分　青盐一钱

【制法】 水煎，漱口。

【功用】 活络止痛，解毒退热。

【主治】 口腔不洁，牙痛等症。

【按语】 此方也用于治定郡王牙痛症。方中火硝、白矾解毒杀虫。

7. 金银花漱口方*

【组成】 金银花一两

【制法】 水煎，漱口。

【功用】 清热解毒。

【主治】 洁口。

【按语】 金银花清香质轻，清热解毒，对多种细菌有抑制作用，是洁口良药，现市场上有忍冬花牙膏，即含金银花有效成分。

8. 金菊饮

【组成】 金银花五钱　菊花五钱

172

【制法】 水煎，漱口。

【功用】 疏风散热，清热解毒。

【主治】 洁口，口腔糜烂等症。

【按语】 清宫医案多处记有此方。用此方漱口或代茶饮，清凉甘润，诚为洁口良药。

9. 石膏知柏漱口药（三）*

【组成】 生石膏五钱　生知母二钱　黄柏一钱五分　薄荷一钱五分　酒芩一钱五分　元明粉一钱　细辛八分

【制法】 水煎，漱口。

【功用】 清热泻火，疏风消肿。

【主治】 上腭咽喉肿痛之喉风症。

【按语】 喉风为中医病名，指多种咽喉部急性病。多因风热火毒搏结所致。用此方疏上、清中、通下，多方兼顾，却有药力不专之嫌。

10. 玉池散（一）

【组成】 生石膏（研）八钱　黄柏一钱　知母一钱五分　薄荷一钱　地骨皮二钱　细辛八分　川椒（去目）三十粒　防风一钱

【制法】 水煎，漱口。

【功用】 疏风清热，泻火解毒。

【主治】 喉风。

【按语】 此方与上方同为治孝全成皇后之喉风方。

11. 石膏地骨漱口药*

【组成】 升麻六分　地骨皮二钱　细辛六分　秦艽二钱　生石膏三钱　薄荷一钱

【制法】 水煎，温漱。

【功用】 疏风清胃，降火止痛。

【主治】 牙痛。

【按语】 本案牙痛系属阴虚火旺，故其治一清降虚热，二清泻胃火，颇为中肯。

12. 玉池散（二）

【组成】 生石膏八钱　黄柏一钱五分　防风一钱五分　生知母二钱　薄荷一钱五分　金银花二钱

【制法】 水煎，漱口。

【功用】 疏风清热，消肿止痛。

【主治】 风瘟咽痛之症。

【按语】 静贵妃患风热咽痛之症，御医郝进喜为其拟治，漱口内服同治，其效较好。

13. 石膏薄荷漱口方（一）*

【组成】 煅石膏三钱　薄荷一钱五分

【制法】 水煎，频漱。

【功用】 疏风清热。

【主治】 咽痛。

【按语】 此方用于治琳贵妃风热咽痛症。方用石膏清热生津；薄荷疏风清热。

14. 石膏知柏漱口药（四）*

【组成】 生石膏八钱　知母二钱　黄柏二钱　薄荷二钱　细辛一钱

【制法】 水煎，漱口。

【功用】 清热解毒，消肿止痛。

【主治】 牙宣，牙龈肿痛，牙痈等。

【按语】 此方可能用于治彤妃牙龈肿痛之症。

15. 玉池散（三）

【组成】 生石膏（研）五钱　黄柏二钱　细辛五分　薄荷一钱　酒芩一钱　小生地三钱　银花二钱　土蜂房三钱

【制法】 水煎，温漱。

【功用】 疏风清热，泻火解毒。

【主治】 喉风。

16. 石膏黄芩漱口药（一）*

【组成】 防风一钱　薄荷一钱　细辛一钱　黄柏一钱　酒

174

芩一钱五分　石膏五钱　知母一钱

【制法】　水煎，漱口。

【功用】　疏风清热，解毒消肿。

【主治】　咽喉肿痛。

【按语】　此方系道光朝大阿哥福晋漱口方，用于治何病记载不详，与上方大同，亦当用于治咽喉之疾。

17. 漱口玉池散

【组成】　生石膏（研）六钱　黄柏二钱　防风一钱五分知母一钱五分　薄荷一钱五分　金银花二钱　细辛一钱　菊花二钱

【制法】　水煎，漱口，兑蜜一茶匙。

【功用】　疏风清热，泻火解毒。

【主治】　上腭牙龈糜烂。

【按语】　此方用于治四公主上腭牙龈糜烂。较玉池散（二）方增菊花、细辛二味。方中防风、薄荷、菊花疏风清热，引药上行；石膏、黄柏、知母、银花等清热解毒，消除口腔炎症。

18. 石膏黄柏漱口方*

175

【组成】　生石膏六钱　黄柏四钱　连翘三钱　银花三钱土蜂房二钱　知母二钱　酒芩三钱

【制法】　水煎，漱口，兑蜜一匙

【功用】　清热泻火，解毒消肿。

【主治】　上腭牙龈糜烂。

【按语】　此方亦用于治四公主上腭牙龈糜烂，用在上方之后，当嫌上方药力不够，加强解毒之力。

19. 石膏紫荆漱口药（一）*

【组成】　紫荆皮三钱　防风二钱　苏薄荷二钱　生石膏四钱　食盐三钱　生甘草二钱

【制法】　水煎，漱口。

【功用】　疏风清火，解毒凉血。

【主治】　口舌生疮，牙龈糜烂等症。

【按语】 此方疏风清火凉血，是光绪年间太医为慈禧所配漱口药。此方漱口，显系口牙有急性病痛，观此后二日上传"赶紧送五分来"可推知。医案载：上传"漱口药照方减去防风，加僵蚕二钱，山甲片二钱，炒研，孩儿茶二钱。赶紧送五分来。外传山茨菇四两捣碎"。所加僵蚕、孩儿茶、山茨菇解毒消肿，现代药理研究后二药有较好的抗真菌作用。次日医案又载，"漱口药照昨方，去甘草加连翘二钱"，连翘可加强清热解毒，消肿散结之功，其抗菌作用明显。

20. 石膏地丁漱口药*

【组成】 薄荷二钱　青盐二钱　生石膏一两　紫花地丁三钱

【制法】 水煎，漱口。

【功用】 疏风清热，解毒消肿。

【主治】 腮肿，咽痛。

【按语】 祺妃因受风凉，后转为咽痛颐肿，御医用此药解表清咽泻热。

21. 石膏薄荷漱口药（二）*

【组成】 生石膏一两　薄荷二钱　青盐二钱

【制法】 水煎，频漱。

【功用】 疏风清热。

【主治】 咽痛。

【按语】 方用石膏清热生津；薄荷疏风清热。较（一）方多一味青盐。

22. 青盐薄荷漱口药*

【组成】 青盐二钱　薄荷二钱

【制法】 水煎，漱口。

【功用】 疏风清热解毒。

【主治】 咽痛。

23. 豆根紫荆漱口药*

【组成】 紫荆皮三钱　赤芍三钱　薄荷三钱　雄黄三钱山豆根四钱　朴硝一钱　细辛一钱　白矾（生）一钱

【制法】 水煎，温漱。

【功用】 解毒利咽，消肿止痛。

【主治】 腮肿，咽痛。

【按语】 祺妃因受风凉，后转为咽痛颐肿，御医用上药不效，而加重解毒利咽之力。

24. 薄荷漱口方*

【组成】 薄荷五钱

【制法】 煎汤，漱口。

【功用】 疏风清热。

【主治】 咽痛。

【按语】 小太监患风瘟，内服清瘟解毒之剂，又用此漱口。

25. 止渴漱口方

【组成】 元参四钱　生石膏五钱　薄荷一钱五分　生草一钱

【制法】 煎汤，漱口。

【功用】 疏风清热，生津止渴。

【主治】 热病口渴。

【按语】 同治皇帝病痘，后期口干口渴，用此药漱口。

177

26. 金菊元参漱口方*

【组成】 金银花二钱　菊花二钱　元参二钱　食盐一钱
生蒲黄一钱　生草八分

【制法】 煎汤，温漱。

【功用】 清热解毒，消肿生津。

【主治】 牙宣口疮等症。

【按语】 本方为治太监李莲英心脾浮热口疮牙宣之症，方中银花、元参、菊花等清热解毒；蒲黄散瘀消肿。

27. 石膏元参漱口方*

【组成】 金银花二钱　元参三钱　食盐一钱　甘草一钱
生石膏（研）四钱　薄荷八分

【制法】 煎汤，温漱。

【功用】 清热解毒，消肿生津。

【主治】 牙宣口疮等症。

【按语】 本方亦用于治太监李莲英心脾浮热口疮牙宣之症，为前方加减，增强了清胃热之力。

28. 清热漱口药方

【组成】 薄荷一钱　紫荆皮三钱　石膏（研）六钱　川连（研）二钱　生栀子三钱　生甘草五分

【制法】 煎汤，频频温漱。

【功用】 清热解毒。

【主治】 舌糜烂肿痛。

【按语】 此方用于治光绪帝舌糜烂肿痛。方中紫荆皮具有活血通经，消肿解毒之功，实验证明，此药水浸剂可抑制细菌生长。

29. 清胃漱口方（一）

【组成】 生石膏六钱　赤芍二钱　薄荷一钱　元明粉一钱生蒲黄（包）一钱　红花一钱　加乳香一钱　紫花地丁一钱白芷一钱

【制法】 煎汤，漱口。

【功用】 清胃泄热，消肿止痛。

【主治】 口舌糜烂肿痛。

【按语】 漱口对保持口腔卫生有重要作用。光绪帝所用漱口方中几乎全都加有药物。因此这些方药除保持口腔卫生外，尚有一定的治疗作用。中医认为，口腔与内脏密切相关，如心开窍于舌，脾开窍于唇，牙龈属胃与大肠等。据光绪帝脉案记载："腭间偏左粟泡呛破，漱口时或带血丝，咽喉觉挡，左边时或起泡，右边微疼，咽物似觉不利""左牙疼痛"等。当为口腔溃疡及牙周、咽喉炎症之类，故其漱口方以清胃者多。

此方以石膏为主，重在清胃火；元明粉佐之以清热泻火；薄荷辛凉，清利咽喉；红花、赤芍、蒲黄活血通经，亦有清热解毒之功。近人研究证明活血药多具有抗感染作用。故本方具有清胃泻火，解毒活血之功效。从宫中医案原件所见，方中乳香、紫花地丁、白芷等药，似为光绪帝自加，字迹相类，且因其多病，粗知医理，有随意更改太医医方的习惯，脉案中光绪帝改方更药者颇多。以此方而论，加乳香活血，地丁解毒，白芷祛风，尚属对症，然乳香、地丁味道欠佳，一般不入漱口方。

30. 清胃漱口方（二）

【组成】 生石膏三钱　赤芍二钱　红花一钱　大青盐二钱　生蒲黄（包）三分　莲心一钱

【制法】 水煎，漱口。

【功用】 清胃泻火，活血祛瘀。

【主治】 口舌糜烂肿痛。

【按语】 本方有清胃火，活血通经之作用，方中大青盐清热解毒，并入肾益齿。莲心味甘咸苦，虽入心经，亦能由心走肾，使心火下通于肾，肾水上潮于心，以交通心肾。本方顾及胃、心、肾及口腔之间的关系，对治疗当有一定益处。

31. 消肿漱口方

【组成】 生蒲黄（包）二钱　红花一钱五分　归尾一钱五分　没药二钱　大青盐四钱

【制法】 煎汤，漱口。

【功用】 活血化瘀通经，解毒消肿止痛。

【主治】 口腔齿龈肿痛。

【按语】 口腔齿龈肿痛，多毒火与瘀滞相兼。本方消肿以通为主，重在活血通经，使血脉得活，瘀滞得通，而肿毒自消。另以大青盐解毒固齿，当有消肿止痛之效。

32. 清胃消肿漱口方（一）

【组成】 生蒲黄（包）一钱　赤芍二钱　红花一钱　连翘二钱　生石膏四钱　生盐二钱

【制法】 煎汤，漱口。

【功用】 活血消肿，清热解毒。

【主治】 口腔齿龈肿痛。

【按语】 本方与前方相比，在活血化瘀之外，又以石膏、连翘清热泻火解毒，其效当有加强。

179

33. 石膏银翘漱口方*

【组成】 赤芍二钱　红花一钱　连翘二钱　生石膏四钱　大青盐二钱　银花二钱

【制法】 煎汤，漱口。

【功用】 清热解毒，活血消肿。

【主治】 口腔齿龈肿痛。

【按语】 本方由上方化裁而来，重在清热解毒。

34. 石膏赤芍漱口方（一）*

【组成】 薄荷叶一钱　银花一钱五分　生石膏三钱　赤芍二钱　青连翘一钱五分　没药一钱　川椒六分　食盐（研）半匙

【制法】 水煎，漱口。

【功用】 清热解毒，活血通经。

【主治】 口舌齿龈肿痛诸症。

【按语】 本方以清热解毒为主，兼以清胃泻火，活血通经。惟方中加辛温大热之川椒，系为寒热并用，又据《药性本草》载可"除齿痛"，用之当有裨益。

35. 石膏芍翘漱口方（一）*

【组成】 荆芥穗一钱　薄荷一钱　僵蚕一钱五分　连翘二钱　赤芍二钱　银花一钱五分　生石膏（研）三钱　食盐一匙

【制法】 以水熬透，随时漱之。

【功用】 疏风清热，解毒消肿。

【主治】 口舌肿痛。

【按语】 此方为御医佟成海为光绪所拟。荆穗辛温，祛风解表，其性轻扬，可祛头面郁滞之风邪。薄荷辛凉，疏散风热，其性凉散，可解上攻之风热。二味一热一寒，相反相成。石膏大寒，专清胃火，食盐可解毒，僵蚕祛风散结，《本草纲目》云：可治"风虫齿痛"。

36. 石膏银芍漱口方*

【组成】 薄荷一钱　僵蚕八分　赤芍二钱　银花二钱　生石膏（研）四钱　食盐一匙　生蒲黄一钱　大黄七分

【制法】 以水熬透，漱口。

【功用】 疏风解毒，消肿止痛。

【主治】 口舌肿痛。

【按语】 此方系御医佟成海为光绪所拟。本方重在清胃火，祛风热，兼化瘀消肿止痛。大黄苦寒，可泻火凉血，祛瘀通经，外用可消肿止痛，解毒清火。近代研究，大黄有较强的抗菌作用，其抗菌的有效成分是蒽醌类衍生物。此方用于治光绪帝口腔疾病当有效。

37. 石膏芍翘漱口方（二）*

【组成】 僵蚕一钱　连翘一钱五分　赤芍一钱五分　银花一钱　生石膏（研）二钱　食盐二钱　没药一钱

【制法】 水煎，漱口。

【功用】 清胃泻火，祛风解毒，活血通经。

【主治】 口舌肿痛。

【按语】 此方系御医佟成海为光绪所拟，用药、功效与前方大同小异。

38. 石膏赤芍漱口方（二）*

【组成】 生蒲黄（包）一钱　薄荷七分　赤芍二钱　银花一钱　生石膏（研）三钱　食盐一钱　川绵纹一钱　川椒一钱

【制法】 水煎，随时漱口。

【功用】 疏风解毒，消肿止痛。

【主治】 口舌肿痛。

【按语】 此方系御医佟成海为光绪所拟，为清宣并用之剂，具有清胃火，泻肠滞，通血脉，散风热之功效。因其病久，胃经亦有寒象，则以辛温之品反佐之。本方有消肿解毒之功，故可用于治疗口腔疾患。

39. 石膏紫荆漱口药（二）*

【组成】 薄荷一钱　生石膏（研）二钱　食盐一把　川椒一钱　紫荆皮二钱　独活二钱

【制法】 以水熬透，随意漱之。

【功用】 疏风清热，消肿止痛。

【主治】 口舌肿痛。

【按语】 紫荆皮苦平，活血通经，消肿止痛，《分类草药性》谓：可治"咽喉、牙痛"。独活辛苦微温，功能祛风胜湿止痛。薄荷辛凉，疏散风热，其性凉散，可解上攻之风热。石膏大寒，专清胃火。川椒辛热，散寒止痛。食盐可解毒。由此可知本方寒热相兼，配伍寓意颇深。

40. 石膏赤芍漱口方（三）*

【组成】 薄荷叶一钱 僵蚕一钱五分 连翘二钱 赤芍二钱 生石膏（研）三钱 食盐一匙 没药二钱 丹皮二钱

【制法】 以水熬透，随时漱之。

【功用】 清热祛风，解毒散火，化瘀消肿。

【主治】 口舌肿痛。

【按语】 此方系御医佟成海为光绪所拟，功在清散在上风热，解毒泻火凉血，活血化瘀消肿。可治口腔糜烂，牙齿肿痛，或咽喉疼痛等症。

41. 石膏黄芩漱口药（二）*

【组成】 苏薄荷六分 生石膏（研）三钱 酒芩一钱五分 忍冬一钱 丹皮一钱 川椒五分

【制法】 以水熬透，随时漱之。

【功用】 清热凉血，祛风消肿。

【主治】 口舌生疮肿痛诸症。

【按语】 此方系御医范一梅为光绪所拟，其功效在于清肺胃之火，祛风清热凉血消肿止痛。

42. 石膏连翘漱口药方*

【组成】 炒僵蚕一钱五分 连翘二钱 生石膏（研）四钱 乳香二钱 银花一钱五分 炙元胡二钱 元明粉一钱

【制法】 以水熬透，随时漱之。

【功用】 清热凉血，祛风消肿。

【主治】 口舌生疮肿痛诸症。

【按语】 此方系御医佟成海为光绪所拟，大致与前方相类。方中有元胡，主要用其行血止痛，《本草正义》述本药治内外上下气血不宣之病，此药止痛效果颇佳。

43. 石膏银乳漱口药方*

【组成】 银花二钱　生石膏（研）四钱　食盐一钱五分　梅花点舌丹六粒（研包）　冰硼散三分（包）　生蒲黄一钱（包）　乳香（研）二钱　川椒一钱五分

【制法】 水煎，漱口。

【功用】 清热祛风，解毒化瘀，消肿止痛。

【主治】 口舌生疮肿痛诸症。

【按语】 此方系御医佟成海为光绪所拟。本方组成，除清热祛风解毒之品外，尚加梅花点舌丹、冰硼散两种成药。考梅花点舌丹，为《外科全生集方》由熊胆、冰片、硼砂、麝香、蟾蜍、朱砂、雄黄、血竭、葶苈、沉香、乳香、没药、珍珠、牛黄等组成。具有清热解毒止痛之功效，治痈疽疔疮，喉痛乳蛾，牙龈肿痛诸症。原方无梅花，宫中亦多自配用，加入白梅花。白梅花，《本草纲目拾遗》有载，其性平，味酸涩，功能舒肝和胃化痰。《赤水玄珠》载治唇上生疮"白梅瓣贴之，如开裂出血者即止"。冰硼散方出《外科正宗》，由冰片、朱砂、元明粉、硼砂组成。为末外涂患处，治口齿咽喉肿痛。

183

44. 膏盐银花漱牙方*

【组成】 金银花三钱　地骨皮二钱　生石膏六钱　青盐三钱　黄柏一钱　薄荷一钱　川椒四分

【制法】 水煎，随时漱口。

【功用】 清热解毒消肿，杀虫止痛。

【主治】 牙周炎，口舌肿痛等。

【按语】 据脉案载，光绪"左牙疼痛"多年，并伴"咽及腭部起泡"，推测其患有牙周炎之类疾病。牙痛原因颇多，或为风火，或为风寒，或为肝肾两虚，或为虫蛀，病因不同，其表现亦异，治疗也不同。此方中地骨皮清热凉血，黄柏泻火解毒，石膏清热泻火，青盐入肾，解毒固齿，川椒辛温，止痛杀虫。后者在方中反佐诸药，又有寒热并用之意。从本方方义分析，光绪所患牙病当为风热所致。

45. 清胃漱牙方（一）

【组成】 生石膏四钱 红花二钱 茜草二钱 没药一钱 生蒲黄（包）一钱五分 食盐三钱 公英一钱

【制法】 煎汤，漱口。

【功用】 清胃泄热，活血化瘀，解毒消肿。

【主治】 牙龈肿痛。

【按语】 本方以石膏、公英清肺胃之热，解毒泻火消肿，没药消肿定痛，茜草、生蒲黄行血消肿，红花活血止痛，食盐解毒。总之，此方具有清胃火，解热毒，行瘀血，消肿痛之作用。似为光绪牙龈肿痛所拟之方。

46. 清胃止痛漱牙方

【组成】 薄荷一钱五分 生石膏三钱 旱莲草二钱 骨皮二钱 葛根二钱 生甘草三分

【制法】 浓煎，去渣，日漱三五次。

【功用】 疏风泄热，清胃止痛。

【主治】 胃火牙痛。

【按语】 本方作用，诚如方名。以生石膏甘寒清胃火，薄荷清热祛风，甘草解毒，旱莲草凉血止血，葛根发表解肌，并有升阳之作用，此方用之，既可发散，尚能生津、引经。

47. 石膏银盐漱牙方*

【组成】 生石膏六钱 金银花三钱 薄荷一钱 地骨皮二钱 川椒四分 黄柏一钱 大青盐三钱

【制法】 水煎温漱。

【功用】 清热解毒，杀虫止痛。

【主治】 牙痛，咽痛。

【按语】 光绪驾崩后三日，御医张仲元等为光绪之后隆裕拟此漱口方。

48. 清热祛风漱牙方

【组成】 生石膏四钱　红花二钱　防风二钱　食盐二钱　川羌活二钱　细辛六分　银花二钱

【制法】 水煎，兑醋少许，随时漱之。

【功用】 清热祛风，消肿止痛。

【主治】 牙龈肿痛，咽痛。

【按语】 当日医案记载"肝胃有热，略感风邪，以致牙龈肿痛，便秘烦急"。拟化风清肝调胃之剂，兼以此方漱口。

49. 清胃漱牙方（二）

【组成】 生石膏六钱　赤芍二钱　红花二钱　防风一钱　生蒲黄（包）一钱　食盐四钱

【制法】 水煎漱之。

【功用】 清热疏风，消肿止痛。

【主治】 牙龈肿痛。

【按语】 上两方均为治光绪之端康皇贵妃（即瑾妃）牙痛咽痛之方。端康皇贵妃病有多端，其咽痛较久，治疗不外清热、解毒、疏风、消肿等法。

50. 紫荆防风漱口方*

【组成】 薄荷二钱　紫荆皮三钱　防风三钱　僵蚕（炒）三钱　食盐三钱　草河车二钱　生草一钱　鲜青果（研）五个　冰硼散三钱

【制法】 水煎温漱。

【功用】 疏风清热，解毒消肿。

【主治】 咽喉肿痛。

【按语】 案中未记用于治何病，以方测病当为咽喉肿痛。

51. 清胃消肿漱口方（二）

【组成】 生石膏三钱　赤芍二钱　大青盐二钱　生蒲黄（包）五分　僵蚕（炒）二钱　红花二钱

【制法】 水煎，漱口。

【功用】 清热祛风，活血化瘀，消肿止痛。

【主治】 咽喉肿痛。

【按语】 此方是御医为宣统（溥仪）所拟。溥仪体质虚弱，易患感冒，其感冒咽痛以此方漱口。

52. 清胃消肿漱口方（三）

【组成】 生石膏四钱　赤芍一钱　食盐二钱　生蒲黄（包）五分　花粉二钱　枯芩一钱

【制法】 水煎漱口。

【功用】 清胃泄热，活血化瘀，消肿止痛。

【主治】 咽喉肿痛。

【按语】 此为用治婉容外感漱口方。

53. 紫荆薄芷漱口药方*

【组成】 紫荆皮三钱　白芷二钱　苏薄荷二钱　食盐五分

【制法】 水煎温漱。

【功用】 疏风消肿止痛。

【主治】 口舌咽喉肿痛之症。

【按语】 紫荆皮、青盐解毒消肿止痛；白芷、薄荷疏风止痛，当可治口舌咽喉肿痛诸症。

186

八、耳窍用药方

1. 塞耳方

【组成】 磁石豆瓣大一块　麝香豆粒大一块

【制法】 分别用棉花包裹，塞耳。

【功用】 开窍通络，散瘀聪耳。

【主治】 耳鸣头眩。

【按语】 雍正用此方塞耳，治耳鸣头眩。磁石，《本草纲目》云："明目聪耳。"用此药治耳疾复方颇多。此方配麝香，开窍通络散瘀，引药透达之力更强。

2. 治耳鸣方

【组成】 生地黄

【制法】 切断，纸包，火煨，塞耳数次。

【功用】 滋肾凉血。

【主治】 耳鸣。

【按语】 方用生地一味，可入肾凉血生津。耳鸣因于肾虚者多，此亦固本之法。

3. 治耳聋闭方

【组成】 甘草　生地各三分

【制法】 研细末，做成枣核形，用胭脂包好，昼间塞耳。

【功用】 滋肾凉血，清热解毒。

【主治】 耳鸣、耳聋。

【按语】 甘草清热解毒，对疮疡肿毒，外用亦常收效。生地入肝肾经，功可清热凉血生津。佐以胭脂芳香通窍，当对耳鸣、耳聋有效。

4. 治耳聋单方

【组成】 全蝎（去毒）一个

【制法】 捣烂，酒调滴耳中。

【功用】 搜风平肝通窍。

【主治】 耳聋。

【按语】 全蝎以搜风、止痉、平肝为主要功用，此方用之也是通窍之意。

5. 聪耳棉

【组成】 石菖蒲五分　连翘（去瓤）五分

【制法】 为细末，每个用五厘绢包，聪耳。

【功用】 通窍，清热。

【主治】 耳鸣、耳聋。

【按语】 雍正耳疾，用此方聪耳。

6. 治耳堵方

【组成】 细辛　石菖蒲

【制法】 二味研细末，掺入水烟，吸之。

【功用】 辛香通窍。

187

【主治】 耳堵。

【按语】 此方似为光绪亲笔自拟方，辛温通窍与芳香开窍合用，外用或当有效。倘掺入水烟吸之，其效如何，不详。

7. 治耳闷方

【组成】 细辛 石菖蒲 木通各一分 麝香一厘

【制法】 共为细末，用棉裹塞入耳。

【功用】 辛香通窍。

【主治】 耳闷。

【按语】 麝香、石菖蒲均属芳香开窍药，细辛辛温，芳香走窜，木通可通九窍，以上均有通窍之力，合而用之，或可收效。

8. 治耳虚鸣方

【组成】 麝香一分 全蝎十四个 鲜薄荷叶十四片

【制法】 将麝香、全蝎裹鲜薄荷叶内，瓦上焙干，研末，滴水捏作锭子，塞耳。

【功用】 芳香通窍，疏风平肝。

【主治】 耳虚鸣。

【按语】 薄荷辛凉，有祛风透表之功，麝香芳香开窍，全蝎可平肝搜风。本方制法特殊，或借鲜薄荷芳香上达通窍。从笔迹看，此方似为光绪亲拟。

9. 治耳鸣耳聋方

【组成】 椒目 石菖蒲 磁石

【制法】 共研细末，用松脂、黄蜡裹成捻子，二寸许，绢裹，纳耳中，一日一易。

【功用】 辛香通窍，平肝潜阳。

【主治】 耳鸣、耳聋。

【按语】 方中椒目辛温通窍，石菖蒲芳香开窍，磁石入肾，可平肝潜阳，此亦肝肾兼治之意。

10. 治耳痛耳聋方

【组成】 甘遂 草乌各三分

【制法】 研细末，做成枣核形，用棉花包好，夜间塞耳。

【功用】　消肿散结，祛风止痛。

【主治】　耳痛耳聋。

【按语】　本方具消肿散结、祛风止痛之功，《百一选方》以甘遂末水调敷患处，可治一切肿毒。草乌大辛大热，可逐风祛湿而止痛。按笔迹此方似为光绪帝亲拟。

11. 治气闭耳聋方

【组成】　甘草五分　甘遂五分　麝香一分

【制法】　共研细末，入葱管内，塞耳中。

【功用】　通窍利水。

【主治】　气闭耳聋。

【按语】　本方以麝香通窍，甘草、甘遂两药相反，属十八反之列。近来各地对此二药配伍，进行了不少研究，但无明确结果。有人实验结果，认为二药可以配伍应用。实验表明，甘草之用量少于甘遂时无相反作用，有时尚可减除甘遂的副作用；如甘草用量大于甘遂时则有相反作用，可使甘遂毒性增加，并与甘草的用量成正比。此方中二者同用，效果如何，尚不清楚。

12. 耳闭外治方

189

【组成】　元胡一钱　山甲（炒）一钱　全蝎（去毒）一个　蚯蚓（干四条去皮，鲜三条）　百草霜（猪脂拌）二钱　冰片五分

【制法】　共研细面，葱汁调和，棉裹成捻，纳耳中，日一换。

【功用】　祛风通窍，活血理气。

【主治】　耳闭。

【按语】　地龙可清热活络，全蝎搜风，穿山甲活血，元胡理气，冰片开窍，百草霜止血消积。此方颇为周全。

13. 利窍通耳方

【组成】　木通一钱　全蝎（去毒）五分　胭脂边二分　麝香五厘

【制法】　共研细面，用蜡团成细卷，用棉包裹寸许，纳于耳中。

【功用】　利窍通耳。

【主治】　耳聋。

【按语】 方中麝香芳香通窍，木通通九窍，全蝎有毒，可疗疮疡肿毒，胭脂亦芳香通窍，合用之当有利窍通耳之功。

14. 治耳聋外用方

【组成】 菖蒲一钱　木通一钱　全蝎五分　胭脂边五分　麝香一分

【制法】 共为末，用黄蜡三钱匀化，等微冷，再入前药，和为丸，如枣核样，瓷器固收，勿走药气，以棉裹药，做成条状寸许，纳耳中，迟二三日再换新者。

【功用】 芳香利窍通耳。

【主治】 耳聋。

【按语】 本方由前方加菖蒲，亦芳香通窍之意。

15. 理窍聪耳方

【组成】 蝉蜕一钱　细辛八分　青茶八分　荷叶八分　麝香一分

【制法】 共研细面，用葱尖捣泥，和匀，作小捻，绢裹，纳于耳中。

【功用】 清热疏风，开窍聪耳。

【主治】 耳聋耳鸣。

【按语】 本方蝉蜕散风热，细辛辛温通窍，荷叶升发清阳，青茶清头明目，诸药得麝香之芳香，开窍聪耳。

16. 利窍聪耳方

【组成】 生穿山甲二钱　蝉蜕（去足）二钱　石菖蒲二钱　木笔花二钱　蓖麻仁（去净油）一钱五分　干蝎（去毒）四个　鲤鱼胆（后兑）三钱　麝香（后兑）一钱

【制法】 共研极细面，兑鲤鱼胆、麝香和匀，用黄蜡熔化，晾温，老嫩合宜，做成药捻，约有一寸余，外用黄绢裹之，纳入耳中，以通窍道。

【功用】 清热解毒，利窍通耳。

【主治】 耳聋耳鸣。

【按语】 方中山甲活血通络，全蝎、蝉蜕祛风止痛，麝香、石菖蒲芳香开窍，鲤鱼胆清热泻火，蓖麻仁润燥通便，木笔花即辛夷，散风通窍。

17. 红棉散（一）

【组成】 白矾二钱　海螵蛸二钱　干胭脂一钱　麝香二分

【制法】 共研细末。

【功用】 解毒利窍。

【主治】 治肝经火盛，风邪上攻，以致耳内生脓，肿痛堵塞，日流黄水，风痒不已。

【按语】 原方介绍的用法，先用棉杖若干蘸干脓水，另将鹅翎管或竹筒送药至耳底。

18. 红棉散（二）

【组成】 枯矾五分　干胭脂粉二分五厘　麝香少许　冰片一分　煅炉甘石五分

【制法】 共研细末。

【功用】 解毒通窍。

【主治】 治肝经火盛，风邪上攻，或愤怒过度，以致津液壅滞，耳内生脓，肿痛堵塞，日流黄水，湿痒不已。

191

【按语】 用法同上。原方说明，忌动火之物，戒气怒。

九、鼻窍用药方

1. 秘传通窍仙方

【组成】 弹熟新棉花一两　生半夏一两　藜芦一两　北细辛一两　猪牙皂一两　蟾蜍一钱

【制法】 弹熟新棉花一两，先用生半夏一两水洗净，以水三碗，煎至一碗，将花拌透，过夜取出，扯碎晒干二次，用藜芦一两，去土洗净，亦照前用水煎法去渣取汁，泡花透过夜，取出晒干三次，用北细辛一两，煎水泡花晒干四次，用猪牙皂一两，打碎煎水去渣，浸花晒干，以上四次煎汁，须滤净渣，将汁拌花方妙，四次药汁制完，将生半夏等四味渣共合一处，水煎换水二三次，滤去渣，将汁共熬三饭碗，先取一茶盅，泡真蟾蜍一钱化开，将前棉浸透揉合一块，要极匀，晒干，复将前余汁浸晒，都要以汁尽渗棉中，用诸药之气，而不用其质，所以取效神速，收贮密器，凡遇中风、中痰、中气不省人事，取药少许，向病人鼻孔边将棉撕扯数次，使药气入鼻，有嚏喷者可治，无则难治，呼吸间能通关开窍，病轻者得嚏而气升，即刻可愈。

【功用】 通关开窍。

【主治】 窍闭证。

【按语】 通关开窍，一般崇用通关散，以细辛、皂角、麝香为末，取少许吹鼻取嚏。此方制作复杂，实际效果不知如何。

2. 松萝茶瓜蒂闻方*

【组成】 松萝茶一钱　瓜蒂八分

【制法】 研末，随意闻之。

【功用】 通关开窍。

【主治】 头晕。

【按语】 此方是御医为光绪所拟。当时光绪有头晕、头痛

3. 透脑闻药方

【组成】 松萝茶二钱　瓜蒂一钱　冰片二分

【制法】 共研细面，闻鼻取涕。

【功用】 通关开窍。

【主治】 头痛、头眩等症。

【按语】 方中松萝亦称女萝，其味苦甘，可清肝化风、解毒。瓜蒂味苦，性寒，《别录》云："去鼻中息肉"。冰片凉苦，可通窍明目，三药均可通窍，用之取涕透脑当有效。

4. 清眩闻药方

【组成】 松萝茶三钱　辛夷（去毛）一钱　青黛一钱　南薄荷八分　冰片三分　僵蚕（炒）一钱

【制法】 共研细面，随意闻之。

【功用】 清肝疏风，通关开窍。

【主治】 头痛、眩晕等症。

【按语】 此方是御医为隆裕皇后所拟，加强清肝疏风定眩之功。

5. 治鼻衄不止方

【组成】 枯矾一钱 白龙骨一钱 麝香五厘

【制法】 共研细面，先用冷水洗净鼻内血涕，然后吹药于鼻，或以湿纸捻蘸药塞鼻。

【功用】 解毒收敛止血。

【主治】 鼻中出血。

【按语】 方中枯矾解毒收湿止血，白龙骨收敛止血，麝香消肿止痛。

6. 避瘟明目清上散

【组成】 南薄荷五钱 香白芷五钱 川大黄六钱 贯众一两二钱 大青叶一两二钱 珠兰茶一两二钱 降香四钱 明雄黄（水飞）三钱 上朱砂二钱 上梅冰片一钱

【制法】 先将前九味研极细面后，兑冰片，再研至无声。

【功用】 芳香避瘟，清热解毒。

【主治】 风热上壅，目赤肿痛，畏光羞明等症。

【按语】 此方系光绪十三年御医杨际和为慈禧所拟。本方多芳香避瘟，清热解毒之品，闻之以疗风热上壅，目赤肿痛，畏光羞明，当为有效医方。此方集八宝光明散之用麝香、朱砂、玛瑙、珊瑚及正梅片；碧玉散之用青黛，白芷；明目没竭散之用大黄；保光清凉散及明目散之用玄明粉之意组方，用疗慈禧眼疾，颇具深意。

7. 碧云散（一）

【组成】 川芎一钱 青黛一钱 鹅不食草二钱

【制法】 研细末，用凉水嗽口中，将前药吹鼻内。

【功用】 清肝凉血，散寒通窍。

【主治】 此药治上焦风热，头痛伤目等症。

【按语】 方中鹅不食草《本草纲目》云："解毒明目，散目赤肿云翳。"现代研究证明对多种细菌均有抑制作用。

193

8. 碧云散（二）

【组成】 青黛（飞净）三钱　鹅不食草三钱　细辛一钱五分　苏薄荷三钱

【制法】 共研极细面，以瓶盛之，勿令泄气，装五钱重，二瓶。

【功用】 清肝凉血，散寒通窍。

【主治】 上焦风热，头痛及目鼻等症。

【按语】 此方目鼻并治，较上方通窍之力为优。未用牙皂，列于治目病类亦可。

9. 代鼻烟方

【组成】 青黛一钱　鹅儿不食草二钱　细辛六分　薄荷一钱　白芷二钱　全蝎二个六钱　川芎钱半

【制法】 共研极细面，代鼻烟用。

【功用】 清肝解毒，散寒通窍，祛风止痛。

【主治】 风痒鼻塞，头痛脑酸，眵泪稠黏等症。

【按语】 此方为王肯堂《证治准绳》碧玉散加减，治头痛脑酸，眵泪黏稠，亦治风痒鼻塞。慈禧用此方，殆目鼻并治。碧云散原方川芎、青黛、鹅不食草、北细辛及牙皂末，研为细末，以鼻嗅涕泪为效。此方鹅不食草为君，辛温清散，去翳，通鼻塞，《本草纲目》谓此药治"鼻塞不通，塞鼻息自落，又散疮肿"。今人以此药治变态反应性鼻炎，研极细末，吸入鼻孔，每日数次。全草含三萜成分。治鼻炎有效。

10. 碧云散（三）

【组成】 南薄荷一钱　菊花一钱　川芎一钱　白芷一钱　鹅不食草三分　青黛三分　冰片二分

【制法】 共研细末，过重罗，闻鼻少许。

【功用】 清肝祛风，通窍止痛。

【主治】 头痛、头眩等症。

【按语】 此方系光绪所用，慈禧用者与之不同，较此方增细辛、全蝎，减冰片、菊花，据脉案载，慈禧有面部肌肉掣动病症，故其方以全蝎熄风镇痉，细辛散寒祛风止痛。光绪则素体阴虚，且光绪二十五年脉案载，"左鼻孔内有时燥痛，觉有气味，或见涕有黑丝"，可知上焦风热久蕴，故以冰片芳香开窍，清热止痛，菊花清热疏风，养肝明目，此也属辨证施方者。

11. 碧云散（四）

【组成】 薄荷二钱　菊花二钱　川芎一钱　白芷二钱　鹅不食草二钱　青黛一钱　冰片五分　荆芥穗二钱　防风二钱　甘草一钱

【制法】 共研细末。

【功用】 疏风清热，通窍。

【主治】 风热上攻，偏正头痛，鼻塞不通，遇风流泪，顶项拘急。

【按语】 此方疏通关窍，解除郁热，升阳散火，发散风邪，又可代鼻烟，不伤鼻孔。每用少许，吸入鼻中，日吸数次，精神清爽。此方较上方多芥穗、防风、甘草三味。本方与前四方均为《证治准绳》碧云散加减化裁而来。

12. 通关散（一）

【组成】 皂角二两　生白矾一两　辽细辛五钱

【制法】 皂角（如猪牙者去皮弦）二两，用生矾一两，以苎包，入水与牙皂同煮，化下去白矾再煮，令干取出，晒干为末，与辽细辛五钱（去土、叶，为末）合一处，研匀。

【功用】 祛痰解毒，通窍。

【主治】 中风、中气、痰厥，不省人事，或痰火喉闭，牙关紧急，汤水不下。

【按语】 本方及后面两方均为《丹溪心法附余》通关散（细辛、皂角）加味。皂角祛痰开窍，细辛化饮通窍，为散取嚏，用于治痰涎壅盛，卒然昏厥之闭证、实证。增白矾者，加强消痰解毒之力。

13. 通关散（二）

【组成】 牙皂二两　细辛二两　麝香一分

195

【制法】 共研细末。

【功用】 祛痰，通关，开窍。

【主治】 中风、中气、痰厥，不省人事，或痰火喉闭，牙关紧急，汤水不下。

【按语】 此方增一味麝香，加强开窍通窍之力。

14. 通关散（三）

【组成】 牙皂一钱 细辛一钱 麝香二分 藜芦一钱

【制法】 共研细末。

【功用】 祛痰，通关，开窍。

【主治】 中风、中气、痰厥，不省人事，或痰火喉闭，牙关紧急，汤水不下。

【按语】 原方说明中称，凡遇中风，中气，痰厥喉闭，不省人事，牙关紧急，汤水不下，急以少许吹鼻中，有嚏可治，无嚏不治。再以牛黄清心丸，苏合香丸，延龄愈风丹之类随症酌用，贵在早治，不然定有性命之忧。此方较前方又多出一味藜芦，该药善祛风痰，但毒性较强，内服宜慎。

15. 痧药

【组成】 明天麻五斤 麻黄五斤 生甘草五斤 丁香五斤 明雄黄五斤 苍术五斤 川大黄五斤 蟾酥二斤

【制法】 共研细末，依法成丸。

【功用】 辟秽解毒，平肝通窍。

【主治】 绞肠腹痛，头眩眼黑，一时昏闭，不省人事，痧症等症。

【按语】 原方说明用法，先将二丸研末，吹入鼻内；或放舌上，口津咽下。如不能咽者以阴阳水灌下，少顷再灌三丸，重者六丸。此方较灵应痧药少朱砂、麝香二味。

16. 黑痧药

【组成】 麝香三分 冰片一钱 荆芥一钱 牙皂一钱 月石一钱 闹阳花一钱 灯草灰四分

【制法】 共研细末，闻入鼻内取嚏。

【功用】 辟秽解毒，散邪避疫，通关开窍。

【主治】 凡暑日途行，或时疫传染，与鼻触秽气，头晕目眩，用此痧药。

【按语】 "闹阳花"似应为闹羊花。

17. 平安散

【组成】 麝香五分　冰片五分　朱砂三钱　明雄黄三钱 火硝七钱

【制法】 共研极细末。

【功用】 清热解毒，通窍止痛。

【主治】 初起感冒伤寒，头痛身痛，发热恶寒，眼胀，无汗烦躁，霍乱中暑，脐腹疼痛。

【按语】 原方说明用法，以此吹鼻孔内，再点大眼角少许。

18. 玉壶冰平安散

【组成】 飞滑石一两　月石一两　潮片一两　火硝一两

【制法】 共研极细末。

【功用】 清热解毒，利湿明目。

【主治】 四时不正，疫气流行，头眩昏晕，眼目赤涩，一切风火上攻，头目不清等症。

【按语】 此药散头风，止眩晕，清眼目，散火邪。用鼻闻之，或点眼角内。后者用治睛珠红赤，拨云退翳。

19. 六圣散

【组成】 乳香　没药　川芎　雄黄　白芷以上各二钱　盆硝五钱

【制法】 上为细末，每用少许。用时口噙凉水，以药吹鼻。

【功用】 化瘀止痛，解毒消肿。

【主治】 头风牙痛赤眼，脑转耳鸣，偏正头痛，鼻塞声重，蜈蚣蛇蝎所伤。

20. 头风饼

【组成】 荆芥穗一两　防风一两五钱　白芷一两五钱　麻黄一两　细辛一两　藁本一两五钱

【制法】 共为细末，用小米汤做饼，重五钱。

【功用】 疏风散寒，通窍止痛。

【主治】 偏正头痛，目眩脑昏，鼻塞声重，项背拘急，两太阳及两额颅疼痛如劈者。

【按语】 原方说明，用生姜三钱煎汤，煮饼一二枚，吹鼻，使热气上达，俟微汗出即愈。这是一种较独特的经鼻窍给药方法。

21. 御制平安丹

【组成】 麝香四两　灯草灰十六两　猪牙皂十二两　闹羊花八两　冰片四两　细辛四两　西牛黄二两四钱　明雄黄四两　朱砂四两　草霜四两　大腹子十两　炒苍术十两　茯苓十六两　陈皮八两　制厚朴八两　五加皮八两　藿香十二两

【制法】 共研极细末。

【功用】 解毒辟秽，通窍化湿。

【主治】 一切中暑、中寒、中风、中湿，感冒触秽，湿热郁蒸，山岚瘴气，瘟疫邪毒，绞肠霍乱，每遇猝证，并皆治之。

【按语】 原方中对主治用法有详细说明，录下备参。

（1）染受山岚瘴气，头闷恶心，胸满肚胀，呕吐嘈杂，四肢厥逆，精神昏愦，不思饮食，速用此丹少许，吹入鼻中，或用三五分，白开水调服。

（2）中风中暑，中湿中寒，中火中气，触秽神愦，不省人事，牙关口噤，痰壅气堵，四肢顽麻，瘫痪不举，筋骨疼痛，步履维艰，用此丹少许，吹入鼻中，或用三五分，淡姜汤调服。

（3）文武痴痫，痰迷心窍，天行时疫，霍乱痧毒，绞肠痧痛，呕吐泄泻，胸堵胀闷，头晕神昏，用此丹少许，吹入鼻中，或用三五分，阴阳水调服。

（4）喉痹喉痛，缠喉肿毒，单双乳蛾，口舌糜烂，牙宣牙痛，牙疳齿漏，风火牙痛，骨槽风痛，小儿走马牙疳，痘疹余毒攻目眼疾等症，用丹外敷内服，立有神效。

（5）痈疽发背，对口疔疮，无名肿毒，疥疮顽癣，瘰疬鼠疮，乳痈结毒，臁疮痔漏，脏毒肠风，小儿丹毒，暑令毒疖，

198

敛疮胎毒，脐疮浸水，用此丹调敷患处，大人服三五分，小儿服二三分，灯芯汤调服。

（6）蜈蚣蛇蝎毒，酒调此丹涂擦，立止疼痛。

22. 卧龙丹

【组成】 灯芯灰一两　细辛一钱　闹羊花三钱　牛黄一钱梅片一钱　牙皂三钱　麝香一钱

【制法】 共研细末。

【功用】 清热解毒，辟秽通窍。

【主治】 中暑、中寒，中风、中痰，中邪、中恶，感瘴时疫等一切猝症。

【按语】 此丹之七味药物均在上方中，两方功效应用相类。原方说明内容，录下备参。

（1）中寒中暑，感瘴触秽，中满神昏，心烦眩晕，胸痛急痛，外感头痛，绞肠、霍乱、痧气等症，用丹少许，吹入鼻中即愈。

（2）自缢二便未行，落水心口微温，大人中风中痰，小儿急慢惊风，伤寒邪郁，瘟疫厥逆，并中邪中恶，不省人事等症，用芦管连吹，更晓即醒。

（3）文武痴痫，痰迷心窍，及天行时疫，霍乱吐泻，四肢发厥之症，用丹一二分，开水调服，其效如神。

（4）痈疽发背，无名肿毒，疥疮顽癣，用醋调涂。

（5）妇女乳痈，小儿丹毒疳疮，搽之立效。

（6）蜈蚣蛇蝎诸虫螫毒，用酒调涂，止痛即安。

（7）风火牙痛，走马牙疳，用丹搽之，立效。

十、眼部用药方

1. 明目黄连膏（一）

【组成】 大黄一两　川连一两　黄柏四两　海螵蛸四两白矾四两　生栀子四两　黄芩四两　菊花四两

【制法】 上药水煎，去渣，入蜜四两熬膏，再入冰片二钱。

用净簪滴凉水调药，每日点三五次。

【功用】 清热祛痒，止痛消肿。

【主治】 目赤肿痛等眼疾。

2. 明目黄连膏（二）

【组成】 川黄连一斤 冰片二钱

【制法】 川黄连一斤，用人乳十六大碗，煎至一碗，用白蜜收之成膏，加冰片二钱，搅匀，收贮珍藏（一方用水熬成膏，加熊胆末一钱，冰片一钱，搅匀。）用簪滴净凉水调药，每日点六七次。

【功用】 清火止痛，消肿止痒。

【主治】 上焦火盛，暴发火眼，赤肿疼痛。

【按语】 原方说明，切忌烟酒，动火之物。

3. 光明眼药

【组成】 黄柏二两 防风二两 当归二两 黄连四两 甘草一两 菊花五钱

【制法】 熬成膏，炼蜜收之，加冰片一钱。每日早晚点眼。

【功用】 疏风清热，燥湿消肿。

200

【主治】 诸般眼疾，云翳攀眼，气矇雀矇，暴发火眼，血灌瞳仁，迎风流泪，内障外障，赤烂眼边，隐涩难开，怕日羞明，视物不爽，白睛鲜血，拳毛倒睫，反背瞳仁，似瞑人行。

【按语】 原方说明，忌食酒、葱、蒜、鸡、鱼、羊肉等物。

4. 神仙光明散

【组成】 炉甘石（黄连水炙过）五钱 冰片五分 麝香三分

【制法】 共为细末，重罗数次，瓷罐盛之，用凉水蘸药少许，点之。

【功用】 清热明目，散结去翳。

【主治】 暴发火眼，红丝赤肿，云翳等。

【按语】 本方以炉甘石为主药。炉甘石有明目、退翳、收湿之效，《本草纲目》称之为："治目病为要药""同龙脑点治目中一切诸病"。

5. 瓜子眼药

【组成】 甘石四两　绿豆粉一两　冰片二钱

【制法】 共研细末，冰糖水拈。每用一个，滴凉水搽入眼内，闭目片时。

【功用】 清热止痛，消肿退翳。

【主治】 治诸般风热，云翳烂弦，肿痛隐涩难开，胬肉攀睛，老眼昏花，暴发火眼，赤肿疼痛，翳膜遮睛，迎风流泪，畏日羞明，一切内障外障，并皆治之。

【按语】 现代中成药瓜子眼药含炉甘石、冰片、麝香、熊胆等，见《全国中成药处方集》。

6. 拨云散

【组成】 炉甘石一两　黄连　防风　黄芩　黄柏　荆芥　菊花各二钱　药珠三分　熊胆一钱　冰片一钱

【制法】 用黄连、防风、黄芩、黄柏、荆芥、菊花煎汤，制炉甘石，再入药珠、熊胆、冰片，共研细末。每用银簪蘸药少许，点大眼角内，闭目略坐一时。日点三四次。

【功用】 疏风清热，消肿退翳。

【主治】 治新久眼疾，一切风眼火眼，暴发红肿，或痛或痒，隐涩难开，怕日羞明，云翳遮睛，眵泪昏花，眼连赤烂等症。

【按语】 古方有拨云散多首，药物差别甚大。此方似由《良朋汇集》拨云散方化裁而来。

7. 八宝拨云散

【组成】 炉甘石四两，煅七次，用川黄连一两，煎汁一大碗，将甘石入汁内，吃干为度　冰片一钱　琥珀一钱　珍珠五分

【制法】 共研极细末。每用银簪蘸药少许，点大眼角内，闭目静坐一时。日点三、四次。

【功用】 清热止痛，消肿退翳。

【主治】 一切风眼火眼，暴发红肿，或痛或痒，隐涩难开，怕日羞明，云翳遮睛，眵泪昏花，眼连赤烂等症。

【按语】 此方亦似由《良朋汇集》拨云散方化裁而来。

201

8. 秘传回光拨云散

【组成】 炉甘石（黄连水制过）一钱二分　冰片六分　白丁香（水飞）六分　熊胆六分　硼砂四分　雄黄二分　琥珀一分　麝香五厘　珍珠五厘　乳香（去油）三分　没药（去油）三分　轻粉二钱　硇砂（水飞）三分

【制法】 共研细末，重罗数次，瓷罐盛之，用凉水蘸药少许点之。

【功用】 清热止痛，消肿退翳。

【主治】 此药治暴发火眼，红丝赤肿，云翳等症。

【按语】 此方较仙传拨云散多一味轻粉。

9. 仙传拨云散

【组成】 炉甘石（黄连水制过）一两　冰片一钱　白丁香（水飞）三分　熊胆五分　硼砂一分　雄黄五厘　琥珀五分　麝香五厘　珍珠二钱　乳香（去油）五厘　没药（去油）五厘　硇砂（水飞）五厘

【制法】 共研细末，重罗数次，瓷罐盛之，用凉水蘸药少许点之。

【功用】 清热解毒，消肿退翳。

【主治】 暴发火眼，红丝赤肿，云翳等症。

【按语】 此方组成与功用与前方大致相同，较上方少一味轻粉。以上治疗眼疾诸方多用炉甘石、珍珠、琥珀等药，炉甘石味甘性平，专供外用，有明目退翳收敛生肌之功，现代研究证明，此药为中度防腐、收敛、保护剂，用于治皮肤炎症及表面创伤。珍珠亦可明目退翳，《开宝本草》云："镇心，去肤翳障膜。"琥珀也有行血散瘀之功。

10. 退翳回光膏

【组成】 大黄二两　黄柏五两　黄连二两　白矾五两　草决明五两　菊花五两

【制法】 上药水煎，去渣，入蜜六两，熬膏，再入冰片二钱。用净簪滴凉水研化药少许，每日点眼二三次。

【功用】 解毒泻火，疏风明目。

【主治】 诸般云矇翳障，白膜遮睛，攀睛胬肉，烂弦赤障，瘀血遮贯瞳人，迎风流泪，怕日羞明，瞻视昏花。

【按语】 方中大黄、黄连等药均有清热泻火解毒之功，菊花、决明疏风清肝明目。

11. 鹅翎管眼药

【组成】 炉甘石八两　川连一两　菊花　密蒙花　旋覆花　蔓荆子　青葙子　决明子　菟丝子　茺蔚子

【制法】 用菊花、密蒙花、旋覆花、蔓荆子、青葙子、决明子、菟丝子、茺蔚子各等分，煎汁一大碗，再用川连一两，煎汁一茶盅，用大银锅一个，入甘石于内，火煅红色，浸汁，如此九次，或七次，亦可每甘石一两，加冰片二钱，研极细末，用鸡子清作条，置翎管内。每早晚或静闲时用此药点目，仰合片刻。

【功用】 疏风明目，消肿退翳。

【主治】 诸般云翳遮睛，白膜翳障，胬肉攀睛，烂弦赤障，迎风流泪，年老昏花等症。

【按语】 此药善退云翳，除内障，消攀睛，化胬肉，散风热，凉心火。

12. 点眼万明膏

【组成】 炉甘石（火煅研细，人乳浸四十九日）三钱　川黄连（乳制）五分　辰砂三钱　硼砂五分　胆矾三分　冰片三分

【制法】 共为极细末，用雨前茶四两，甘菊四两，水二大碗，砂锅煎五十沸，去茶菊，滤净渣，再熬成膏一杯，入熊胆五分，熔化，将前药和匀作锭，收瓷器中。用清水化膏少许，用骨簪蘸药点眼两角。

【功用】 清热解毒，明目退翳。

【主治】 一切眼疾。

13. 珊瑚紫金膏

【组成】 炉甘石一两，以能浮水者为佳，用童便浸七日，用炭火硝银朱，锅内煅红，再入童便内浸十日，晒干研细末。

黄丹一两，滚水飞过三次，晒干研细末　乳香　没药各二钱，俱入沙锅内，加灯芯四分，微火炒出烟，去灯芯，研细末　海螵蛸二钱，刮去皮甲，微火炙过，研细末　硼砂二钱　青盐麝香各五分　冰片三分

【制法】　共合研极细末，入舌上无渣方适用，再用蜜熬成珠，用绢袋滤净蜜渣，夏老冬嫩，春秋酌看老嫩之间，将药末调入蜜内，磁罐封固，不可泄气。

【功用】　清热止痛，明目退翳。

【主治】　七十二种眼疾。

14. 人马平安散

【组成】　牛黄一钱　麝香一钱　雄黄一两二钱　火硝一两二钱　硼砂一两二钱　朱砂四两　冰片三钱

【制法】　共研细面。用簪蘸药点大眼角内。

【功用】　清热解毒，明目通窍。

【主治】　一切暴病：中风中气，牙关紧急，不省人事，风热癫痫，惊邪瘛疭；寒中太阴，手足厥冷，脐腹疼痛；头疼似裂，诸心疼痛；火眼暴发，壅眵热泪，口疮喉痹，咽塞肿痛；伏暑伤冷，霍乱吐泻；风火牙疼等。

【按语】　宫中另有载人马平安散方，少火硝，增飞金。本方说明，孕妇忌用。本方系《张氏医通》治时疫方点眼砂（又名人马平安散）加味而来。

十一、外用丸剂方

1. 灵应痧药方

【组成】　苍术二斤四两　麝香六两　丁香七两二钱　麻黄十九两二钱　大黄六斤　明雄黄二斤六两四钱　蟾酥五两四钱　朱砂六斤　甘草一斤十二两八钱　天麻十九两二钱

【制法】　共为细末，水丸，朱砂为衣。

【功用】　芳香辟秽，解毒通窍。

204

【主治】

（1）中暑头晕眼黑及绞肠腹痛，一时闭闷，不省人事，及痧疹等症。先将二丸研细，吹入鼻内，再用六丸，以阴阳水或凉水送服。

（2）中寒骤然腹疼，阴阳反错，睡卧不安，转筋霍乱，手足厥冷，并吐泻不出，卒然难醒者。用如前法。

（3）山岚瘴气，夏月途行，空心触秽，口含三丸。

（4）感冒风寒，恶心头疼，肚腹膨胀，及风寒等症。治法同前。

（5）痈疽疔毒，蛇蝎毒虫所伤。捣末，好酒涂敷。

（6）小儿发痘不出，闭闷而死，及痰涎壅盛，老年卒中风痰等症，灯心汤或凉水调服。

（7）小儿急热惊风，两脚已直，两眼反白，牙关紧闭，不能服药者，即将四五丸研末，吹入鼻内，即刻醒转，随以此药调汤灌之。

（8）遇有自缢之人，轻轻解下，速将药丸研末，吹入鼻内。

（9）凡跌死、打死、惊死、吓死、溺死、痰厥、冷厥等症，不省人事，只要略有微气，皆可将药研末，吹入鼻，灌入口。

205

【按语】 本方系《惠直堂经验方》备急丸加味，为宫中应急成药，慈禧暑天亦常用之。虽为痧药，所治甚广。又有平安如意丹、塘栖痧药，药味与本方相同，功用主治亦同。

2. 三黄宝蜡丸（一）

【组成】 藤黄二两 天竺黄二两 大戟一两 归尾一两 刘寄奴一两 牛黄一两 麝香一两 琥珀一两 冰片 血竭 儿茶 乳香 雄黄 水银各五钱

【制法】 共为细末，用净黄蜡十二两为丸，重一钱。外敷时，用清油磨化，鹅翎扫敷。

【功用】 解毒涤痰，活血通络，消瘀止痛。

【主治】 外敷诸疮恶毒。内服治跌打损伤，闪腰岔气，瘀血凝结，疼痛难忍，受伤日久，经年不愈；并坠车落马之伤，蛇蝎恶虫之毒；或男子努力成痨；女子经闭不通；或产妇胎衣不下，恶露上攻，致生怪症，瘀血闷乱，不省人事；或跌打破伤，牙关紧闭，抽掣搐搦；或风冷吹振，半身不遂，软弱不能动履者。

【按语】　此方出自《医宗金鉴》，以其具有去瘀活血，生新止痛，除痰消痈之功，历来为外科、伤科医家所重。此药曾为慈禧所用，亦尝赐臣下施用。此药外用时不可见火，内服时每服一丸，病重者二丸，以酒化服。服药初期，忌生冷、瓜果、烧酒及发物。

3. 三黄宝蜡丸（二）

【组成】　藤黄（制）四钱　天竺黄三两　大戟三两　归尾三两　刘寄奴三两　麝香二钱　琥珀三钱　铅粉（炒）三钱　儿茶一两　乳香三钱　雄黄三两　全蝎三两　朱砂一两

【制法】　共为细末，黄蜡和丸。

【功用】　解毒涤痰，活血通络，消瘀止痛。

【主治】　外敷诸疮恶毒。内服治跌打损伤，闪腰岔气，女子闭经，产妇胎衣不下，恶露上攻，及半身不遂等病症（同前方）。

【按语】　此方比（一）方多出全蝎、朱砂二味，少牛黄、血竭、水银。其功用主治基本相同。

4. 三黄宝蜡丸（三）

【组成】　牛黄五钱　藤黄（制）五两　竺黄五两　山羊血一两二钱　三七七两　瓜血竭五两　没药五两　麝香六钱　琥珀六钱　水银五钱　官粉五钱　大黄五两　儿茶五两　乳香五两　雄黄三两

【制法】　共为细末，琥珀、官粉同水银研，不见星为度，用醋炼净，再重汤蒸，将群药料入，不住手搅，以黄蜡化开为丸，重八分。

【功用】　解毒涤痰，活血通络，消瘀止痛。

【主治】　与前两方同。

206

【按语】 此方比（一）方多出山羊血、三七、没药、大黄四味，少大戟、归尾、刘寄奴。其功用主治基本相同。

5. 救苦还魂丹

【组成】 沉香三钱 僵蚕三钱 丁香三钱 朱砂三钱 郁金三钱 藿香三钱 蒌仁三钱 诃子三钱 礞石三钱 香附三钱 乳香三钱 降香三钱 安息香三钱 麝香三分 冰片三分 甘草五钱

【制法】 共研细末，炼蜜为丸，蜡壳封护。

【功用】 芳香开窍，涤痰醒神。

【主治】

(1) 治卒然昏倒，不省人事，牙关紧闭。用药一钱二分，姜汁调服。

(2) 治左瘫右痪，半身不遂，口眼歪斜，一切风痰之症。昏迷不醒者用药一钱，将竹沥膏一钱、生姜汁一茶匙，煎汤送下。如醒后再服再造丸，至四肢活动，再饮虎骨酒。

(3) 治染受一切秽恶之气，作药五分，生姜汤送下。

(4) 治气冲气逆，一切中气之症，用药五分，陈皮二钱、沉香一钱，煎汤送下。

(5) 治偏正头风，用药如梧子大，涂于太阳穴。

(6) 治风火虫牙痛，用此丹如绿豆大，敷患处。

(7) 治心胃疼痛，用药六分，无灰酒温服。

(8) 治自言自语，见鬼见神，如醉如痴，或哭或笑，用药一钱，真金汤送下。或朱砂代金亦可。

(9) 治小儿急惊风，痰喘等症。一周内用药一分，两三岁用药二分，五、七岁以内用药三分，薄荷汤送下。

孕妇勿服。

6. 卧龙丹

【组成】 麝香四两 冰片四两 猪牙皂十二两 闹羊花十二两 灯草炭四十两 西牛黄二两四钱 细辛八两

【制法】 共研细末，装瓷瓶内，封固。

【功用】　芳香开窍醒神。

【主治】

（1）治中寒、中暑，感瘴触秽，中满心烦，眩晕，胸腹急痛，外感头痛，绞肠霍乱痧气等症。用丹少许，吹入鼻中。

（2）治自缢二便未行，心口微温；大人中风中痰；小儿急热惊风，伤寒邪毒，温疫厥逆，并中邪中恶，不省人事等症。速用芦管连吹，取嚏即醒。

（3）治文武痴痫，痰迷心窍，及天行时疫，霍乱吐泻，四肢发厥之症。用丹一二分，开水调吞。

（4）治痈疽发背，无名肿毒，疔疮顽癣，用醋调涂；妇人乳痈，小儿丹毒痔疮，清水调敷。

（5）治风火牙痛，走马牙疳，用丹擦之。

（6）治蜈蚣、蛇、蝎螫毒等，用酒调涂。

【按语】　本方乃《重订通俗伤寒论》引《治疗汇要》卧龙丹方减味而来。

7. 黎洞丸

【组成】　牛黄二钱　麝香二钱　冰片二钱　旱三七一两　阿魏一两　乳香二两　没药二两　血竭二两　儿茶二两　山羊血五钱　藤黄（制）二两　雄黄一两　天竺黄二两

【制法】　共研细末，炼蜜为丸，蜡壳封护。

【功用】　通经活络，解毒止痛。

【主治】　跌打损伤，坠车落马，伤筋动骨，瘀血不散，凝结疼痛，皮肤中伤，筋骨重伤；中风中痰，卒然晕倒，牙关紧急，不省人事；半身不遂，口眼歪斜，筋脉拘急，手足麻木；打破伤风，抽掣昏闷；痈疽发背，对口恶疮，无名肿毒，肺痈肠痈；疯狗咬伤，毒气内攻；瘰疬年久不愈；积聚蛊胀，并山岚瘴气。产后恶血上攻，昏闷不醒，横生逆产，胎衣不下；妇人经闭不通；妇人吹乳，肿硬结核；小儿急慢惊风，及蛇、蝎、蜈蚣、蜂螫等毒。

【按语】　原方之说明，录此参考：此药内可以服，外可以敷。能逐瘀生新，续筋接骨，疏风活络，化痰癥痹，宣通气血，消肿解毒。凡一切疑难杂症，每服一丸，重者服二丸；小儿每服半丸，或一二分，俱用无灰好酒化服。外敷用细茶卤磨化，外敷只敷周围，不可敷疮口。服药三日内，忌食生冷、瓜果、烧酒等物。

另有两同名方，较此方多一味珍珠，或多一味大黄。

8. 万病回春丹

【组成】胆星一两　全蝎一两　牙皂一两　陈皮一两　天麻一两　天竺黄一两　薄荷一两　防风一两　麻黄一两　茯苓一两　羌活一两　甘草五钱　蜈蚣五条　麝香一钱　冰片一钱　朱砂二钱　药珠五分　牛黄五分　琥珀五分

【制法】共研细末，炼蜜为丸，朱砂衣，外金衣，蜡壳封护。

【功用】涤痰开窍，熄风解毒。

【主治】小儿如下病症：

(1) 急慢惊风，四肢抽搐，内外天吊，伤寒邪热，斑疹烦躁，痰喘气急，五痫痰厥，痰涎壅滞，大便不通，小便尿血。以上俱用钩藤薄荷汤送下；如昏夜，或无药店之处，用白开水送下亦可；小儿即用乳汁化服，或化擦乳头，令其吮去甚易。

(2) 绞肠痧痛，凉水送下。

(3) 伤风咳嗽，甘草桔梗汤送下。

(4) 哮喘，桔梗汤送下。另用金不换膏贴肺俞穴。

(5) 呕吐，寒吐恶食吐少，出物多，生姜汤送下；热吐能食，吐多出物少，石膏汤送下。食积所吐酸臭，山楂麦芽汤送下。

(6) 夜啼，吐乳，俱用乳汁化开，擦乳头，令其吮去。

(7) 腹疼，白开水送下。

(8) 新久疟疾，寒热往来，临夜发热，俱用河井水各半，煎柴胡黄芩汤送下。

(9) 赤痢，山楂、地榆汤送下。

（10）白痢，陈皮、山楂汤送下。

（11）水泻，茯苓、山楂汤送下。

以上泻痢等症，先用此丹一粒，捣碎放入脐中，将金不换膏贴之，其应如响，约隔一二时未痊，另照引再服。撮口脐风，视其牙根上腭，小舌有泡塞住，或如粟米，以绵绢裹指，蘸温水擦破，拭令血净；若恶血入喉难治，口既开，用此丹一粒，蜜糖开涂口内。

（12）五疳虫积先用使君子，每岁一个与服，另用君子槟榔汤送下。如服二次后稍愈未痊，宜另合化虫丸。谷虫酒炒黄二两、芦荟、胡连、川连、沉香不见火，各三钱，干蟾（炒黄）、雷丸、君子肉各五钱。

用君子壳山楂一两，煎浓水，调神曲糊为丸，如梧桐子大，每服十五丸，或二十丸，米饮送下。量儿大小增减。

（13）天花，初发热三朝前，服之散毒稀痘。当归八分、白芍四分、柴胡四分、荆芥穗三分、炙甘草二分、葛根四分。煎送。行浆后勿服。验痘疑似，耳冷尻冷，足冷中指稍冷，耳见红丝，哈欠喷嚏，乃其候也。

（14）小儿脏腑娇嫩，神气未充，稍欠调和，诸症未能尽述。凡见小儿稍不自在，先用此丹一粒，捣碎放在脐中，将金不换膏盖之，或再服之，轻病若失也。其丹每蜡丸计五粒，如数月婴儿，每服一粒，即将乳汁化开，擦于乳头，令其吮去；一二岁者，每服二粒；三四岁者，每服三粒；至十来岁者以五粒为度，以上药引，每味二分煎汁，送此丹，亦治大人痰涎壅聚，每服十粒，用姜汤送下。

【按语】 此方载于《清太医院配方》。《古今医鉴》虽有同名方，然药物迥异。

9. 灵宝如意丹（一）

【组成】 蟾酥一钱 天麻一钱 苦葶苈一钱 朱砂一钱五分 雄黄一钱五分 血竭一钱五分 白粉霜一钱五分 银朱一钱五分 硼砂一钱五分 人参五分 熊胆五分 麝香一分

210

冰片一分　牛黄三分　珍珠三分

【制法】　共研细末，水泛为丸，朱砂为衣。

【功用】　清热解毒，通经活络，开窍醒神。

【主治】

（1）伤寒三日或三四日，不论传经不传经，风寒咳嗽，一切初起恶疮，五疔恶毒等症，俱用葱须、姜、黄酒热服，取汗。

（2）肿烂太甚，用津液研二丸，涂疔上，再将黄酒送下一服。

（3）疔或走疔，用法同上，黄酒服；要挑破疔头，再用药丸入内，用膏贴上自消。

（4）诸疮破者，黄芪、金银花汤送下。

（5）瘟症疹子不出，葱姜黄酒送下。

（6）疟疾，车前子槟榔汤送下。

（7）胃寒气痛，姜汤送下。

（8）咽喉胸膈疼痛，桔梗柿蒂汤送下。

（9）蛊症胃痛，槟榔汤送下。

（10）中风不语，姜汤送下。

（11）口眼歪斜，手足麻木，姜黄桂枝汤送下。

（12）腿脚疼痛，桑寄生牛膝汤送下。

（13）白痢，吴茱萸汤送下。

（14）红痢，金银花汤送下。

（15）禁口痢，石莲子汤送下。

（16）泻痢，黄连汤送下。

（17）水泻，车前子汤送下。

（18）饥饱劳碌，沙参汤送下。

（19）忘前思后，石菖蒲汤送下。

（20）四肢无力，牛膝汤送下。

（21）水蛊，车前汤送下。

（22）气蛊，香附柿蒂汤送下。

（23）痄腮，嚼化一丸。

（24）酒毒，陈皮汤送下。

（25）大小便不通，白开水送下。

（26）偏坠，小茴香汤送下。

（27）小便尿血，车前子汤送下。

（28）白浊下淋，葱须汤送下。

（29）癫痫，即风迷，姜汤送下。

（30）痰症，姜汤送下。

（31）转筋霍乱，木瓜汤送下。

（32）怀孕过月不生，用风吹落的秫秸汤送下。

（33）产后血迷，炒荆芥穗汤送下。

（34）子死腹中，白芥子汤送下。

（35）产后腹胀，厚朴汤送下。

（36）产后见神见鬼，当归汤送下，炒荆芥穗亦可。

（37）小儿痘疹，麦芽汤送下。

（38）蝎蜇虫咬，黄酒送下。

（39）牙痛，姜汤送下；敷一粒在患处亦可，止痛。

（40）跌打损伤坠马，不省人事，黄酒童便送下。

（41）杨梅初起，姜黄酒热服，取汗；再进一服，白开水送下。

（42）小儿有积，用一丸。

（43）小儿乳积、食积、风寒惊吓症，并治不辨不明之症，俱用白开水送下。

【按语】 原方介绍，本方之服法用量，大人十几粒，小儿四五粒，随症调引。也可外用。孕妇勿服。本方较下方多牛黄、珍珠、熊胆、葶苈等四味。

10. 灵宝如意丹（二）

【组成】 蟾酥二两 天麻二两 朱砂二两 雄黄二两 血蝎二两 白粉霜二两 银朱二两 硼砂二两 人参一两 麝香三钱 冰片三钱

【制法】 共研细末，水泛为丸，如粟米大，朱砂为衣。

【功用】 解毒消肿，活络开窍。

【主治】 主治病症及用法均与前方相同。

【按语】 以上数方均有蟾酥、天麻、朱砂、雄黄、血竭等。蟾酥解毒消肿，止痛开窍，有较好的局部麻醉止痛作用；天麻平肝熄风定惊；雄黄杀虫，有杀灭霉菌、疥虫等作用；血竭活血消肿止痛等。其方大药多，治病范围较广。《疡医大全》亦有灵宝如意丹，药为人参、乳、没、朱砂、甘草、儿茶、琥珀、珍珠、阿胶、白芷、冰片、牛黄、当门子等，与本方及前方药物差别较大。

11. 五食白花丸

【组成】 五倍子　食盐　白矾　花椒各等份

【制法】 以上药物为末，粟泥为丸，重二钱五分　外用雄黄为衣。

【功用】 燥湿杀虫止痒。

【主治】 妇女阴湿阴痒，阴内生疮、生虫，一切阴中诸症。

【按语】 原方中说明；如用时，将此药用帛裹好，以绒绳捆系，留绒头六寸许，将药纳入阴户中，候一炷香时取出。处女禁用。

12. 梅花点舌丹

【组成】 梅花二钱　珍珠二钱　辰砂五钱　沉香三钱　牛黄二钱　熊胆一钱四分　雄黄四钱　葶苈八钱　血竭五钱　月石五钱　寸香二钱　蟾酥五钱　乳香三钱　没药三钱　冰片二钱五分

【制法】 以上药味，共为细末，用乳香汁化蟾酥为丸，如黄豆大，外用赤金为衣。

【功用】 解毒消肿，活络止痛。

【主治】 一切无名肿毒。

【按语】 本品外用或内服皆可。本方与《外科全生集》同名方药味大同小异。现代实验证明，该药具有增强免疫功能及抗癌作用。

213

13. 疥疮合掌丸

【组成】 核桃肉八两　大枫肉五两　水银三两　川椒三两　潮脑四两　枯矾二两　板油四两　（一方有蛇床子一两、白芷一两、雄黄五钱、人言一钱，无核桃肉）

【制法】 共研细末，捣成泥为丸，重二钱。

【功用】 解毒杀虫止痒。

【主治】 五疥痛痒不已者。

【按语】 原方中论曰：五疥者，干、湿、脓、砂、虫也。五脏蕴毒而发，皆因血分热燥，风毒客于皮肤，多夹湿热而成，其症疼痒不已。每用药一丸，合掌火上烤热，鼻吸药气，搽患处，再以火烤患处，每日一二次，忌食发物、动火之物。

水银、大风子均有杀虫攻毒之效，可用于治疥疮，然皆有毒，用之当慎。

十二、外用锭剂方

1. 赤金锭

214

【组成】 火硝八两　章丹一两　黑矾一两　朱砂五分　银朱五分

【制法】 将药用铁锅炼化成水，滴石板上，候冷成片。

【功用】 消痈解毒。

【主治】

（1）凡痧证腹痛，绞肠痧，乌痧，服用刀割细末少许，男左女右，点大眼角。

（2）治喉闭，双蛾、单蛾，用新水研少许服之，或刮细末吹之。

（3）治暴发火眼，频涂大眼角。

（4）治受暑恶心，欲吐不吐，滚水研少许服之。

（5）治无名肿毒，蝎螫虫咬，水研，敷患处。

【按语】 此药亦外用药，功能消痈解毒。内中章丹即铅丹，辛、微寒，有毒。外用祛腐生新，施于疮疡肿毒，有拔毒生肌之效。银朱，又名心红，是硫磺同汞升炼而成，功用大抵与轻粉同。本方大约因呈红色，治疮疡等症又有良效，故以赤金为名。光绪医案记有"光绪九年五月十一日，总管莲英传上交《良方集成》成方，赤金锭"字。另有同名方，易银朱为黄丹。

2. 清鱼锭

【组成】 白薇　南星　射干　细辛　防风　泽泻　川连以上各一两　白芷　全蝎　蟾酥　血竭　生军　银花　木通　炒栀以上各二两　牙皂一两五钱　雄黄四两　炙山甲二两五钱　冰片五分　麝香三分　草梢五钱　白梅花三两　江米（另用打糊）四两

【制法】 以上共研细面，用木瓜酒合锭。

【功用】 清热解毒，活血消肿。

【主治】 诸般毒疮恶疮，初起皮肉不变，漫肿无头；或疔毒疥癣，蛇蝎恶虫所伤；或痔疮等。

【按语】 本方以清热解毒为主，佐以祛风除湿，活血通络，凉血止血。主治一切疮肿及疔毒疥癣，蛇蝎恶虫所伤。根据慈禧病史，此方当为治痔疮便血而设。方名清鱼者，清解鱼口疮之谓也。鱼口疮是指便毒溃破，其疮口身立则合，身屈则张，犹如鱼口开合之状。慈禧本有便毒下血病史，故御医选此清鱼锭，外用以治，即清热解毒，又凉血止血。惟缺乏脉案记载，不知当年慈禧用之是否有效。

3. 拔毒锭

【组成】 白及一两　白蔹一两　南星二两　牙皂一两五钱花粉一两五钱　射干一两　白芷二两　全蝎三两　雄黄五钱炙山甲二两五钱　蟾酥一两　血竭二两　冰片五分　麝香三分细辛一两　生军二两　二宝花二两　木通一两　川连二两　山栀（炒）二两　防风一两　泽泻一两　草梢五分　白梅花三两乳香二两　没药二两　江米（另研打糊）四两。

【制法】 以上共研极细末，用木瓜酒粘为锭。

【功用】 化毒消瘀，消肿溃坚，去腐生新。

【主治】 一切痈疽疮疡，无名肿毒，疔疮，杖疮，发背，对口，顽疮坚硬不溃，腐肉不脱，新肉不生等症。

【按语】 按原方说明，所有应治诸证其治法如下：

（1）痈疽疮疡，发背，对口，疔疮，初起肿硬热痛，用醋研上。

（2）无名肿毒，毒虫咬伤，用醋调上。

（3）疮久不收口，色黑坚硬，用烧酒调上。

（4）暴受痧气，腹疼呕吐，头痛目胀，山岚瘴气，可研少许，鼻闻取嚏。

此方为攻毒化脓止痛之良剂，其中药物多以清热解毒，提脓生肌为主。宜治火郁实证。若正气已虚，用之当慎。

4. 坎宫锭

【组成】 古墨一两　麝香五分　牛黄三分　熊胆三钱　儿茶二钱　冰片七分　胡黄连二钱

【制法】 用猪胆汁、生姜汁、大黄水浸取汁及醋各少许，和药末成锭。

【功用】 拔毒消肿，凉血止痛去瘀。

【主治】 治诸毒初起，红赤肿痛，丹毒热毒，无名肿毒及痔疮等。

【按语】 此药外涂，用凉水磨化，以笔蘸药，涂于患处。此方为光绪年间上交《良方集成》成方。慈禧素有肠风便血痔漏宿疾，用此药锭甚当。又，坎为八卦之一，居位北方，主水，应肾。《素问》说："肾司二便"，故痔疾用之可效。而且，以寒治热，以水济火，是中医一定之治法，故以此命名，示人有退热凉血、化毒消肿之功。宫中同名配方尚有少冰片者，或易胡连为大黄者。

5. 离宫锭（一）

【组成】 古墨一两　血竭三钱　蟾酥三钱　胆矾三钱　朱砂二钱　麝香一钱五分

【制法】 共为细末，凉水调成锭，朱砂为衣。

【功用】 解毒消肿，活血通经。

【主治】 诸毒恶疮，初起红赤，皮肉不变，漫肿无头，疔毒疥癣；并一切蛇蝎恶虫所伤。

【按语】 离宫之名，取离属南方，主火，应心。《素问》云："诸痛痒疮，皆属于心"，故疮疡火热之症，多可用之。此药应用，俱用凉水磨如墨，以笔蘸药涂之。此方乃《外科大成》卷一离宫锭子原方。

6. 离宫锭（二）

【组成】 京墨四两　血竭八钱　蟾酥八钱　麝香四分　胆星八钱　砂仁五钱

【制法】 共为细末，蟾酥化开为锭。

【功用】 解毒消肿，化痰通经。

【主治】 诸毒恶疮，初起红赤，皮肉不变，漫肿无头，疔毒疥癣；并一切蛇蝎恶虫所伤。

【按语】 此方乃上方去胆矾、朱砂，加胆星、砂仁，功用、主治同。

217

7. 白锭子

【组成】 白降丹四钱　银黝二钱　寒水石二钱　人中白二钱

【制法】 上四味共为细末，以白及面打糊为锭，大小由人，不可入口。每用以陈醋研汁，扫敷患处，如干再上。

【功用】 解毒祛腐。

【主治】 初起诸毒痈疽，疔肿流注，痰色恶者，及耳痔、耳挺等症。

【按语】 本方四药皆白，再以白及打糊为锭，故以色名方。

8. 蟾酥锭

【组成】 朱砂四两　雄黄四两　蟾酥五钱　麝香五分　蜗牛二两

【制法】 共研细末，蟾酥化开为锭。

【功用】 解毒消肿止痛。

【主治】 诸般疔疮，一切恶毒，痈疽初起，蛇蝎咬伤等。

【按语】 凡痈疽疮疡，皆因血气凝滞，营卫不通而成。本方以蟾酥为锭，蟾酥有毒，功能解毒消肿，据近代研究，有强心和类激素作用，既可解毒又可推动血行，故而被外科尊为良药。宫中同名配制方数则，诸药配比有异，另有加冰片者。其用法，用凉水磨化，或用陈醋磨化，涂于患处。

9. 太乙紫金锭

【组成】 大戟十五两　千金子十五两　茅茨菇十五两　雄黄四两八钱　朱砂四两　文蛤六两　草河车十六两　麝香五钱

【制法】 共研细末，江米糊为锭。

【功用】 解诸毒，疗诸疮，利关窍，治百病。

【主治】 治饮食药毒，虫毒，瘴气，中恶，河豚、死牛、马、驼等诸毒。

（1）诸蛊肿胀，大麦芽汤送下。

218

（2）痈疽发背，对口，天泡，无名疔肿，凡诸恶疮，诸风隐疹赤肿，未破时及痔疮，并用酒磨服，再用凉水调涂，日夜各数次，觉痒立消；已溃出脓血者，减分数。

（3）阴阳之毒，伤寒心闷，狂言乱语，胸膈壅滞，邪毒未发，证宜下者；又温疫喉痹寒疾，用凉水薄荷叶磨服。

（4）传尸痨疾，用檀香汤磨服。

（5）心气痛并诸气痛，用淡酒或淡姜汤磨服。

（6）疟疾临发时，用东流水煎鲜柳枝汤磨服。

（7）男妇急中癫邪，唱叫乱走，狂乱失心，羊痫风等；中风中气，口眼歪斜，牙关紧闭，言语謇涩，筋骨短缩，骨节风肿，手足腰腿遍身疼痛，行步艰难，及诸痫证，俱用暖酒磨服。

（8）自缢溺水死，心头暖者；惊死，未膈宿者，俱用冷水磨灌。

（9）痢疾泄泻，肚腹急疼，霍乱绞肠痛等，及诸痰证，俱用薄荷汤磨服。

（10）年深日久，头痛太阳痛者，用酒入薄荷研烂，敷纸贴太阳穴上。

（11）牙痛，酒磨涂，及含少许，良久吞下。

（12）妇人经水不通用红花煎汤送下。孕妇及脾泻勿服。

（13）小儿急热惊风，五疳五痢，脾病黄肿，隐疹疮瘤，牙关紧闭，俱用白蜜薄荷送下。

（14）跌仆损伤，炒松节黄酒磨服。

（15）烫火伤，东流水磨服。

（16）恶虫、疯犬所伤，冷水磨涂，淡酒磨服。

【按语】 宫中同名配方尚有少草河车者。考该方原出《丹溪心法附余》，名太乙神丹，又名紫金丹、紫金锭、太乙紫金丹、玉枢丹。

10. 秘制一笔勾

【组成】 煅石膏一斤 蟾酥一斤 冰片一钱 白粉二两

【制法】 共研细末，白及糊成锭。

【功用】 清热解毒，消肿止痛。

【主治】 痈疽发背，翻口疔疮，湿痰流注，瘰疬风疮，乳痈乳毒，臁疮外痔，癣疥顽疮，小儿丹毒，绣球风，鹅掌风，虫伤蝎螫，一切无名恶毒，无论已成未成，均可敷之。俱用凉水磨敷。鹅掌风、癣疥顽疮，用陈醋磨敷。

11. 神效一笔勾

【组成】 官粉五两 蜗牛五钱 生半夏一两五钱 生南星一两五钱 冰片一钱 麝香一钱 蟾酥八钱

【制法】 共为细末，蟾酥化开成锭。

【功用】 解毒祛痰，消肿止痛。

【主治】 疔疮发背，脑疽乳痈，一切大小恶疮。

【按语】 方中用半夏、南星化痰通络，主用于治阴疽之证。原方评价中谓"恶疮中之至宝"。

12. 万应锭（一）

【组成】 胡连一两六钱 儿茶一两六钱 乳香一两六钱

没药一两六钱　冰片一钱　麝香一钱　熊胆五分　古墨十六两

【制法】　共研细末，泡墨成锭，金衣。

【功用】　清热解毒，活络止痛。

【主治】

(1) 痰火，中风、半身不遂，喉闭，乳蛾，牙疳，痘疹伤寒，中暑，痢疾，血热，霍乱，瘟毒，黄病，小儿痘疹，小儿惊风，妇人月经风。大人四五分，小儿二三分，俱用凉水送下。

(2) 肚痛，胃气痛，俱用烧酒送下。

(3) 各样无名肿毒，俱用醋研上。

(4) 疔毒归心，俱用凉水送下。

(5) 痔疮，漏疮，臁疮，伤手疮，俱用醋研上。

13. 万应锭（二）

【组成】　胡连五钱　黄连三钱　儿茶三钱　冰片五厘　麝香五厘　牛黄五厘　胆星三钱　香墨五钱　黄芩二钱

【制法】　以上除儿茶香墨，各为细末。将儿茶熬水，合黄连、胡连、胆星、黄芩面。稍干匀，再将香墨研汁合前药，共调匀为丸。如鼠屎形，裹金衣。

【功用】　清热解毒，化痰活络。

【主治】　风痰壅盛，瘟毒发疡，惊风抽搐，烦躁昏迷，暑热泻痢，秘结不通，以及蕴结热毒，凝滞伏火，诸般风瘫等症。

【按语】　此方与前方用药大同小异，活络通窍之力不如前方，但本方又加牛黄、胆星，其化痰通窍之力加大。万应锭方见于《饲鹤亭集方》者，为 14 味药，较本方及前方均多出数味。

14. 青金锭

【组成】　元胡索二钱　青黛六分　牙皂（火煅）四十枚

【制法】　共为细末，入麝香一分，清水作锭，重五分。

【功用】　活络行气，凉血通络。

【主治】　男妇风痰痰厥，牙关紧闭，不能开口，难以服药，并乳蛾不能言者，以及小儿惊风痰迷。

【按语】 此药用法，将此药一锭取井水磨开，将药滴入鼻孔，流入喉内，痰即吐出，可得生。

15. 观音救苦紫金锭

【组成】 火硝一斤　黑矾一斤　朱砂一两　明雄黄一两　黄丹一两

【制法】 熔化成锭。

【功用】 祛腐解毒。

【主治】

(1) 治无名肿毒，湿毒漆疮，癣毒发痒，皮肤风毒，蛇咬虫伤蝎螫，蜘蛛蜈蚣等毒，夏月蚊虫湿气，肿痒不息，俱用凉水磨化，涂搽三四次。

(2) 治口舌生疮，乳蛾喉闭，噙化半锭。

(3) 治心痛，点大眼角。

(4) 治暴发火眼，壅肿疼痛，研为细末，用管筒吹入二鼻孔中。

(5) 治诸般牙痛，研涂患处。

(6) 治风眼老眼，赤烂眼边，迎风流眼，每用一锭，甜水化开，重汤炖暖，临睡时，开目洗两眼边角。

【按语】 方中火硝、黑矾、雄黄均为解毒杀虫之品，对多种细菌均有抑制作用。

十三、外用丹剂方

1. 红升丹 (一)

【组成】 水银一两　火硝七钱　白矾八钱

【制法】 共研极细末，水银不见珠，碗对口，盐水河泥封口，文武火，三支香为度。

【功用】 拔毒祛腐，生肌长肉。

【主治】 疮疡溃后；疮口坚硬，肉黯紫黑。

2. 红升丹（二）

【组成】 朱砂五钱　雄黄五钱　水银一两　火硝四两　白矾一两　皂矾六钱

【制法】 先将二矾、火硝研碎，入铜勺内炖化，一干即起，研细。另将汞、朱、雄研细，至不见星为度。再入硝矾末研匀，先将阳城罐用纸筋泥搪二指厚，阴干，常轻轻扑之，极干晒，无裂纹，方入前药在内，罐口以铁油盏盖定，加铁梁，盏上下用铁丝扎紧，用绵纸条蘸蜜周围塞罐口缝间，外用生石膏细末，醋调封固，盏上加炭火两块，使盏热罐口封固易干也。用大钉三根钉地下，将罐子放钉上，罐底下置坚大炭火一块，外砌百眼炉，升三炷香，第一炷香用底火，如火大则汞先飞上；二炷香用大半罐火，以笔蘸水擦盏；三炷香火平罐口，用扇扇之，频频擦盏，勿令干，干则汞先飞上。三香完去火冷定，然后开看，将盏上药刮下，研极细，瓷罐收贮。再凡升此丹，自始至终宜用文武火，不可太大，亦不可太微，尤当于升打时，预用盐卤和稀泥频扫罐口，勿令泄气，盖恐有绿烟起，汞走也。绿烟一起，即无用也。

【功用】 拔毒祛腐，生肌敛疮。

【主治】 疮疡溃后；疮口坚硬，肉黯紫黑。

【按语】 此丹及制法均录自《医宗金鉴》卷六十二，而前方则只有三味药。两种红升丹之用法，均为用丹少许，鸡翎扫上。原方中称："疡医若无红白二丹，决难立刻取效"。但据实验研究，该丹口服，属中等毒性药物，皮肤创口给药，汞化物能吸收，并具蓄积性，可致慢性中毒。因而，外用宜慎，禁内服。

3. 白降丹

【组成】 朱砂二钱　雄黄二钱　硼砂二钱　水银六钱　火硝一两五钱　白矾一两五钱　绿矾一两五钱　青盐一两五钱

【制法】 上药各研细末，再入水银，研至不见星为度。用倾银火罐一个，坐炭火上，徐入药熬化，至四周全干，中心一

222

点略有湿意，取起冷定。再用白矾盘一个，将罐扣上，罐之周围用绵纸捻条水湿，将罐周围塞住，再用盐泥厚封其口。用大水盆一个，注水其中，水内用砖数块，将盘架住，水离盘边仅离寸许，盘边与盆用瓦搭桥，其上用炭火，将罐周围装严勿空，用扇扇之，打三炷香为度。

【功用】 拔毒祛腐。

【主治】 疮疡疔毒，痈疡恶候，毒热过盛，麻痒红痛，一切有余之症。

【按语】 此丹亦出自《医宗金鉴》卷六十二。凡敷此药，量疮势大小，疮大者用五六厘，疮小者用一二厘，水调敷疮头上。本品禁内服，口腔、耳中、眼边、心窝、腰眼等处不宜用，面部、关节部位及小儿不宜多用。

4. 灵药方

【组成】 白矾 黑矾 食盐 火硝 水银各五钱

【制法】 将前四味药为极细末，安于锅底，将水银居中，上用碗盖，盐水和泥封固，湿沙盖其上。以文武火升打一炷香为度。

223

【功用】 拔毒祛腐生肌。

【主治】 疮疡溃后；疮口坚硬，肉黯紫黑。

5. 五色灵药

【组成】 水银二两 火硝二两 白矾二两 皂矾二两 黑铅六钱 食盐五钱

【制法】 先将盐、铅熔化，入水银结成砂子，再入二矾、火硝，同炒干，共研细末，以不见星为度，入泥护阳城罐内，上用铁盏盖之，以铁梁铁兜，左右用烧热软铁丝，上下抄紧，用盐泥如法封口，要烘十分干燥为要，架上三钉，砌上百炉眼，炉中先加底火二寸，点香一枝，中火点香一枝，顶火点香一支，随用小罐安滚汤在旁，以笔蘸汤茶盏，使常湿勿干，候三香已毕去火，等次日取起开出药来，如粉凝结盏底上，刮下研细收藏。要色紫者加硫磺五钱，要色黄者加明雄黄五钱，要色红者用黑铅九钱，水银一两，火硝三两，白矾二两，辰砂四两，明雄黄三钱。生炼火候，俱如前法。凡升打灵药，硝要炒燥，矾要煅枯。一方用烧酒煮干炒燥，方研入罐。或云打出灵药，倍加石膏和匀，复入新罐，打一炷香，用之不痛。

【功用】 解毒祛腐，生肌敛疮。

【主治】 诸般恶毒，痈疽，发背，疔疮，杨梅，多年顽疮等病。

【按语】 五色者青黄赤白黑也。起于汉武帝用八卦炉炼成，遂为灵药。后人又名为粉霜，体重如金。此方出自《医宗金鉴》卷六十二。其用法，先用清米泔水洗净患处，薄薄撒上，立见祛腐生肌。灵药方较本方少黑铅一味，功用、主治相似。

十四、外用油剂方

1. 黄花油（一）

【组成】 冬葵二两　香油一斤四两

【制法】 泡透，熬黄色用之。每用鹅羽扫于患处。

【功用】 清热止痛，消肿祛毒。

【主治】 烫火伤，已破未破，红肿疼痛。

【按语】 原方中称，凡烫后即时搽上，庶免火毒内攻之患。考冬葵子系利水、滑肠、下乳之品，《本草衍义》称可用于痈疖毒热内攻；而冬葵叶则有清热等作用。

2. 黄花油（二）

【组成】 石灰二两

【制法】 将清水化开，不住手搅匀澄出，如此三次，加香油八两，熬好收之。

【功用】 止痛拔毒。

【主治】 汤泼火烧油烙等患，伤损皮肤，燎泡淋漓。

【按语】 据原方称，将此油调擦患处，能止痛拔毒。重须用凉膈散以护其心，不致火毒内攻，切忌见凉水，恐凝结火毒不能散，缠绵日久，难生肌肤，戒之戒之。

3. 烫火油伤方

【组成】 槐条两许

【制法】 香油炸枯，去条，入宫粉二两，漳丹、松香少许，调匀敷上。

【功用】 解毒消肿。

【主治】 汤泼火烧油烙等症。

【按语】 方中槐条内含芦丁，可减少血管的通透性，具有抗炎作用，并对多种细菌有抑制作用。

十五、外用药酒方

1. 芫荽酒

【组成】 升麻一两　香菜八两　黄酒三斤

【制法】 合一处熬熏。

【功用】 升阳透疹。

【主治】 痘疹透发不畅。

【按语】 乾隆朝十公主出痘，外用此酒熏，内服三黄快斑汤，疗效满意。

2. 化风消肿药酒方

【组成】 元明粉一钱　樟脑一钱五分　冰片三分　麝香少许

【制法】 共研细面，用烧酒淬化，随时擦之。

【功用】 软坚散结，化风消肿。

【主治】 瘰疬痰核。

【按语】 据医案推测，此药酒外擦，治瘰疬、痰核流注等。

十六、外治保健用品方

1. 外治养元固肾暖腰方

【组成】 上肉桂一两　大茴香一两　升麻一两　川楝子一

两　广木香一两　丁香五钱　川椒一两　补骨脂一两　附片四钱　蕲艾（另搓软）一斤

【制法】　将上药共为末，蕲艾搓软，拌匀，用绫绢约六寸宽做成围腰式，将药装入，围于腰上，长久用之。

【功用】　温肾壮阳，养元暖腰止痛。

【主治】　腰胯酸痛。

【按语】　此方为光绪腰胯酸痛所拟，方中均为温通补肾之药。

2. 腰痛外治束腰方

【组成】　生南星五钱　生半夏五钱　黑牵牛五钱　天麻一两　桃仁五钱　红花四钱　生乳香四钱　生没药四钱

【制法】　上药共为细末，酒炒热，分两绢袋，轮流盛熨，熨后将药末焙干，撒棉花中，绢扎束腰。

【功用】　活血通络，化痰止痛。

【主治】　腰胯酸痛。

【按语】　光绪腰胯酸痛病势沉重，攻补皆非所宜，用药较杂，纵观前后诸方，寒热温凉，攻补兼施，终不能效。中药腰带疗法是御医千方百计为光绪治疗的方法之一，对当今中药外治保健品的研究开发，也有参考价值。

3. 武威丸

【组成】　萤火虫一两　鬼箭羽一两　刺蒺藜一两　雄黄二两　雌黄二两　羚羊角（煅存性）一两五钱　礞石（煅）二两　铁锤柄（入铁处，烧后者）一两五钱

【制法】　共为细末，以黄丹、鸡子，不拘多少，雄鸡冠一个，共和捣千下为丸，如杏仁大。作三角绛囊，内盛五丸，戴于右臂上；若从军，系腰中；若居家，挂户上。

【功用】　清暑辟秽，通窍活络。

【主治】　辟秽。

【按语】　相传汉时勇冠三军的武威太守刘子南，于永平十二年，曾佩此药与匈奴作战，矢石雨集，至马前数尺辄自落地，

226

不能伤刘，匈奴军以为神。后来，刘氏子弟为将者，佩戴此药，亦皆无伤。于是认为此药可以避灾。查此丸所用药味，如鬼箭羽、雄黄、雌黄、羚羊角、铁锤柄等皆有清热毒，醒脑透窍之功用。庞安时《伤寒总病论》载谓可以治疫，免受传染。由此而知，可避矢石者，亦好事之人附会而已，借将军之名，以广传闻。慈禧于光绪二十七年用此，乃清暑辟秽。

十七、外治美容方

(一) 肌肤美容方

1. 玉肌散

【组成】 白芷二钱　滑石二钱　白附子二钱　绿豆粉四两

【制法】 共研极细末。

【功用】 疏风化痰，润泽肌肤。

【主治】 面貌粗涩不润，黑暗无光，雀斑瘆子。

【按语】 此散或加香豆面洗之，或兑入粉内用之。原方称："常洗能润肌肤，悦颜色，光洁如玉，面如凝脂。"恐有过誉之嫌。

2. 玉容粉 (一)

【组成】 绿豆粉二两　滑石二两　元明粉一两　白丁香一两　白附子一两　白芷一两　僵蚕一两　朱砂一钱五分　铅粉三钱　淀粉八钱　冰片五分

【制法】 共研细末。

【功用】 祛风化痰，润泽肌肤。

【主治】 面色黯气，黑暗不光，粗涩不润，风痒干燥，或如虫行。

【按语】 此粉之用法，用粉四五分，以人乳调敷面上，或用鸡蛋清兑水少许亦可。原方说明，久久敷之，面色温润，容颜光滑，有似美玉，故云玉容粉。忌食椒、姜、羊肉、烟、酒、辛热等物。

3. 玉容粉（二）

【组成】 生白附五钱　白芷五钱　山柰五钱　铅粉四钱
冰片一钱

【制法】 共研细末。

【功用】 祛风化痰，润泽肌肤。

【主治】 面色黯气，黑暗不光，粗涩不润，风痒干燥，或
如虫行。

【按语】 较上方药味少，而功效应用大致相同。

4. 玉容散

【组成】 白附子二钱　细辛一钱　白芷一钱　白蔹一钱
白及一钱　防风一钱　荆芥一钱　僵蚕一钱　生山栀子一钱
藁本一钱　天麻一钱　羌活一钱　独活一钱　檀香一钱　菊花
一钱　枯矾一钱　甘松二钱　山柰二钱　红枣八个

【制法】 共研细末，丝绵包，每清晨洗面。

【功用】 疏风化痰，清热燥湿，润泽肌肤。

【主治】 面生黯黵，或生小疮，或生痤痱、粉刺之类，并
皮肤瘙痒。

【按语】 本方有较多疏风清热、行气燥湿之品，重在防治
影响面容的皮肤病，而有助于美容。

5. 加减玉容散

【组成】 白芷一两五钱　白牵牛五钱　防风三钱　白丁香
一两　甘松三钱　白细辛三钱　山柰一两　白莲蕊一两　檀香
五钱　白僵蚕一两　白及三钱　鸽条白一两　白蔹三钱　鹰条
白一两　团粉二两　白附子一两

【制法】 共研极细面，每用少许，放手心内，以水调浓，
搽搓面上，良久再用水洗净，一日二三次。

【功用】 疏风化痰通络，润泽肌肤。

【主治】 面风，面部黯黑斑。

【按语】 慈禧患面风多年，左侧面部自眼以下连颧，时作
跳动，时有反复，当为面神经痉挛无疑。御医李德昌等于光绪

十四年拟此方时，慈禧五十三岁，面风已颇有进展。此方玉容散出《医宗金鉴》，原治面部黑斑，温运经脉，祛风活络，外用泽皮肤；此处去羌活、独活、白茯苓及白扁豆，加山柰而成。因而本方既用于治面风，又有祛斑美容之意。

6. 洗面玉容丸

【组成】 白芷二两五钱　白丁香二两五钱　白附子二两五钱　羌活一两五钱　独活一两五钱　丹皮一两五钱　山柰一两五钱　甘松一两五钱　藿香一两五钱　官桂一两五钱　排草一两　良姜一两　檀香一两　公丁香五钱

【制法】 共研细末，肥皂面一斤八两合蜜丸。

【功用】 祛风化痰，燥湿行气，芳香润泽。

【主治】 面生黑点、酒刺、粉刺、游风、雀斑，皮肤瘙痒，黯惨无光，容颜不润，鼻颧红赤，面腮白屑，汗斑、黑䵟等症。

【按语】 上述诸症，缘过食厚味肥甘酒浆，以致胃火上升，或聚湿生痰，行于脸面；或因风湿邪气，搏结于面。本方不仅祛风胜湿化痰，而且多用芳香行气之品，其间香药皆光明润泽之品，每日洗面如皂用之，久则可望收玉容驻颜之效。

229

7. 玉容肥皂

【组成】 白芷二钱　白附子二钱　独活二钱　山柰二钱　白芨三钱　细辛二钱　玉竹六钱　麝香钱半

【制法】 用肥皂一斤，胰子四两，捣匀为丸，重一两一团。

【功用】 祛风燥湿，行气化痰，芳香润泽。

【主治】 面生黑点、酒刺、粉刺、游风瘙痒，黯惨无光。

【按语】 此方药味较少，但主药及功效、应用与上方大致相同。

8. 加味香肥皂

【组成】 檀香三斤　木香九两六钱　丁香九两六钱　花瓣九两六钱　排草九两六钱　广零九两六钱　皂角四斤　甘松四两八钱　白莲蕊四两八钱　山柰四两八钱　白僵蚕四两八钱　麝香另兑八钱　冰片一两五钱

【制法】　共研极细末，红糖水合，每锭重二钱。

【功用】　祛风温通，芳香润泽。

【主治】　面生黑点、酒刺、粉刺、皮肤瘙痒，黯惨无光，容颜不润，面腮白屑，汗斑等症。

【按语】　宫中讲求美容玉面，取各种香料、花瓣莲蕊，同皂角制成此方。其中排草即排香草；广零即广零陵香。二药与檀香均具浓烈之香气，用此洗沐，涤垢洁肤，幽香辟秽。此方由宫中所拟，专为慈禧配制，除祛垢芳香外，尚有玉容养面之功。

9. 沤子方（一）

【组成】　防风　白芷　山柰　茯苓　白及　白附子（方中尚有二药，不详）

【制法】　共研粗渣，白酒二斤，将药煮透去渣，兑冰糖、白蜜，合匀候凉，再兑冰片、朱砂面，搅匀装瓷瓶内收。

【功用】　祛风化痰，荣养肌肤。

【主治】　洁肤美容。

【按语】　沤子为化妆美容之品代称。凡化妆方药多以膏霜收贮，其状稀稠，犹如水泡，故以沤子名之。又据司马相如《上林赋》："芬香沤郁，酷烈淑郁"。可以佐证沤子方即为嫩面美容方。御医庄守和所拟此方，与《千金》《外台》嫩面方相较，尚配有山柰等香料，是其特异之处。

10. 沤子方（二）

【组成】　檀香二两　沉香一两　菊花一两　滑石一两　淀粉一两　红枣肉　猪胰子（黄酒洗去油）一副　赤包一枚　白蜜八两

【制法】　上用黄酒两大碗，煎熬数沸，滤去渣，入蜂蜜再熬二三沸。

【功用】　祛风清热，芳香行气，润泽肌肤。

【主治】　专治面生黑斑，或生小疙瘩，或生痤痱、粉刺之类，并皮肤瘙痒。

【按语】 此亦用于清晨洗面。重在防治影响美容之面部疾患，用药与上方不同。

11. 杏仁粉

【组成】 杏仁十两　茯苓二两　莲子二两　白米面六斤　白糖十两

【制法】 共研细面。

【功用】 润肺化痰，止嗽定喘，利胸膈，壮声音，祛斑玉容。

【主治】 咳嗽痰喘，头面诸风，黑斑黯痣。

【按语】 此方既可内服，又能外用。用水熬数沸，随意服之，久服则声音宏亮，面貌光华。用之浴面，日久可收玉容之效。

（二）牙齿美容方

1. 固齿刷牙散

【组成】 青盐　川椒　旱莲草各二两　枯白矾一两　白盐四两

【制法】 旱莲草、川椒水煎去渣，得汁一茶盅，拌盐、矾内，炒干，共研极细面，擦牙漱口。

【功用】 滋补肝肾，解毒洁齿。

【主治】 肝肾阴虚，牙齿松动，牙痛。

【按语】 本方为固齿刷牙用，方中旱莲草滋补肾阴，适于肝肾阴虚，头发早白及牙齿松动，所含柔质有收敛止血的作用。白矾酸涩收敛，抗菌燥湿解毒。川椒杀虫止痛。此方中旱莲草及青盐，亦见于顾世澄《疡医大全》固齿医方至宝丹中。

2. 固齿擦牙散

【组成】 青盐四两　食盐四两　石膏一斤　白芷四两　细辛二两　白矾八两

【制法】 共为极细末。

【功用】 疏风清热，解毒固齿。

【主治】 牙齿疏落摇动，牙龈肿痛，口臭，口疮茧唇等症。

231

【按语】 牙乃骨之余，肾乃骨之本，肾水虚泛不能滋骨，牙齿则不固，自然疏落摇动。或风邪外侵，或胃火内炽，或湿热生虫，或辛热厚味食之太过，阳明不清，以致生火，牙龈肿痛，甚至口中秽气不可闻，以本散擦牙，并皆治之。每日清晨用左右食指，蘸药擦牙齿内外，随用温水漱去，久之可望获牙齿坚固，洁净莹白，秽臭顿除，散风清热，诛虫固齿，黑发乌须之效。

3. 擦牙固齿散

【组成】 旱莲草二两　青盐二两　小茴香二两　白芷一两升麻一两　细辛一两　石膏四两　花椒六钱

【制法】 共研极细末。

【功用】 益肾滋阴，清热解毒，固齿止痛。

【主治】 上下牙齿疼痛难忍，牵引头脑，行坐不安，心中烦闷，及牙流脓血变骨风者；牙齿干蚀，龈肉将脱，血不止者。

【按语】 此方乃以上两方相合加减化裁。此散每用少许擦牙患处。据原方称，如常擦牙，能坚白不蚀，去骨中毒风；如牙齿将落动摇者，频擦之，再不复动。忌动火之物。

4. 固齿秘方

【组成】 生大黄一两　熟大黄一两　生石膏一两　熟石膏一两　骨碎补一两　银杜仲一两　青盐一两　食盐一两　明矾五钱　枯矾五钱　当归身五钱

【制法】 上为细末，每早起先以此散擦牙根，然后净面，净毕用冷水漱吐。

【功用】 清胃泻热，补肾养血，解毒固齿。

【主治】 牙痛、齿摇诸症。

【按语】 此方为光绪二十二年，春海交下固齿秘方。方后有云：固齿之方伙矣，或此效彼否，或暂瘳复患，或仅能定痛，而未必固齿。是方为余家秘传，自先曾祖以来，均擦此散，年届古稀，终龄不屈一齿，且无疼痛之患。亲友中得此方者，亦如之。现家慈年已八旬，齿牢固，毫无摇动，洵神也。吾乡已

232

抄传殆遍，近日益多过而问者。用特刊布以公诸世云。甲申夏月，江右黄幼农谨跋。

本方于养血补肾杀虫解毒之中加大黄、石膏，对于夹胃火牙痛者尤为适宜。惟黄氏之跋，似有过誉。

5. 固齿白玉膏

【组成】 淀粉二钱　五色龙骨（煅）二钱　珠子（煅）二钱　麝香一分

【制法】 共为细末，入黄蜡一两熔化，候冷捏成饼，摊于连四纸上，剪成条，贴患处。

【功用】 解毒固齿洁牙。

【主治】 牙痛龈肿等症。

【按语】 此方系雍正朝口齿科医士朱文煥所拟，用于胃热火盛，牙痛龈肿。其用法，将此膏条贴于牙上，次晨揭去。这是一种独特的口齿用药法。

6. 明目固齿方

【组成】 海盐（净）二斤

【制法】 以百沸汤泡，将盐化开，滤取清汁，入银锅内，熬干研面，装瓷盒内。每早用一钱擦牙，以水漱口，用左右手指互取口内盐津，洗两眼大小眦内，闭目良久，再用水洗面。

233

【功用】 清火凉血，解毒固齿。

【主治】 牙痛，龈肿，牙龈出血；目疾。

【按语】 海盐咸寒，清火凉血解毒，治龈齿出血，喉痛，牙痛，目翳。《本草衍义》谓："齿龈中多血出，常以盐汤漱，即已，益齿走血之验也。"以盐水揩牙、漱口、点眼尚见于《仁斋直指方》《永类钤方》等多种方书中。其制法，乃去除杂质，以精制。

7. 骨碎补擦牙方*

【组成】 骨碎补二两

【制法】 铜刀切碎，瓦锅慢火炒黑为面，照常擦牙，久久吐出，咽下亦可。

【功用】 补肾固齿。

【主治】 牙齿动摇，肾虚牙痛。

【按语】 此方用一味骨碎补，补肾，活血，止血，固齿。《本草纲目》曰："治耳鸣及肾虚久泄、牙痛"。

8. 刷牙散

【组成】 骨碎补一两　食盐（炒）五钱　胡桃（去皮煨去油）八钱　黑桑椹五钱　炭面一两

【制法】 共研极细末，搽敷牙根。

【功用】 益肾固齿，凉血解毒。

【主治】 牙齿动摇，牙龈炎。

【按语】 慈禧及光绪之隆裕皇后均曾用此方，以益肾固齿，凉血去火为主，故能固齿，并治牙龈炎等症。

（三）须发美容方

1. 乌须药方

【组成】 五倍子一两　铜花一钱（将红铜打成片，火内烧红，入好醋内一淬，自有花下在醋内）　官粉一钱　明矾一钱　白面五分（原方系白面一钱，但搽后粘滞须上，一时难以洗净，是以屡经试验，减去一半，只用五分，便于洗净矣）

【制法】 将五倍子打碎，用水洗净，晾干，入铜锅炒，先起黑烟，后起黄烟，三起青烟，见青烟起即取起，将苏青布包好，压成一块，务要生熟得宜，随即碾成细面，将前药共合一处，再研极细末，入瓷罐内收贮，每用一次，称药一钱四分，入食盐一分，用好白酒调匀，如稀浆糊，盛瓷盅内，入重汤煮有枣儿香为度，若过干，再用白酒加入，务要稠稀得宜，先将须用肥皂洗净，将药搽上，不过一二时许，干即去药，肉皮上之黑色用香油擦之。

【功用】 乌须染发。

【主治】 须发斑白。

【按语】 此为染须发方。现用于染发的某些化学品，有一定毒性、刺激性，甚至有的有致癌的危险性，故天然药物的染

234

发作用值得重视。

2. 天下乌须第一方（一）

【组成】 当归五钱五分　天麻九分　细辛九分　没石子九分　白干面九分　诃子六分

【制法】 以上药俱炒黑色，加五倍子二两五钱、青盐四钱、白矾二钱五分、铜绿五钱，共研细末合匀。每用药末不拘多少，将茶卤调和成稀糊状，用瓷器盛定，入重汤煮二三十沸。先将肥皂水洗净，须发擦干，然后涂药包裹一夜；次早以茶水轻轻洗去。连染三夜，以后十日，或半月染一次。

【功用】 养血益肾，乌须染发。

【主治】 须发斑白。

3. 天下乌须第一方（二）

【组成】 文蛤（炒黑）三两　胆矾一两　榆面（炒黑）六钱　青盐二钱　铜花（炒黑）一两

【制法】 共研极细面。用法与上方同。

【功用】 乌须染发。

【主治】 须发斑白。

【按语】 以上三个乌须方，功效、应用相同，药物差别较大，其确切效果及何药确有染须发作用，尚待研究观察。

4. 香发散

【组成】 零陵草一两　辛夷五钱　玫瑰花五钱　檀香六钱　川绵纹四钱　甘草四钱　粉丹皮四钱　山柰三钱　公丁香三钱　细辛三钱　苏合油三钱　白芷三两

【制法】 共为细末，用苏合油拌匀，晾干，再研细面，用时掺匀发上梳去。

【功用】 香发养发。

【主治】 白发，脱发或发枯。

【按语】 本方大都为性温气厚之品，盖取通窍、辟秽、温养之义，既可香发，又可防白。其中零陵草即《山海经》中薰草，《开宝本草》中香草，《名医别录》云："去臭恶气"。山柰于《本草纲目》中则有："山柰生山中，人家栽之，根叶皆如生姜，作樟木香气"之说。辛夷，《名医别录》云：可"生须发"。檀香、细辛、白芷或是取其香性。之所以加粉丹皮和川绵纹，或用避免过于温燥。此方为光绪三十一年慈禧所用。

5. 令发易长方

【组成】 东行枣根三尺

【制法】 横卧甑上，蒸之，两头汁出，收取涂发即易长。

【功用】 清热祛风，活血生发。

【主治】 脱发、少发等。

【按语】 发为血之余。枣根见于《本草纲目》《本草经集注》。性平味甘无毒，有活血清热祛风功效，故令发长。慈禧、光绪均曾用此方。

6. 令发易长又方

【组成】 桑叶 麻叶

【制法】 煮水洗发。

【功用】 祛风清热，解毒生发。

【主治】 发少、脱发。

【按语】 桑叶苦甘寒，能祛风清热，凉血明目。其末代茶饮，云能使人聪明，《本草图经》称其为"神仙叶"。麻叶有解毒作用，或以之夹烟草中吸之以治喘，二方长发可能为宫中经验，方书似无此类描述。原方称："洗发七次，可长数尺"，当属言过其实。

7. 令发不落方

【组成】 榧子三个 核桃二个 侧柏叶一两

【制法】 共捣烂，泡在雪水内，梳头。

【功用】 益肾凉血。

【主治】 脱发。

【按语】 发易落者，或因血热，或因体虚，或因头脂过多或过少。此方榧子甘平，可杀虫、润燥。核桃可以补益发肤。侧柏叶苦涩性寒，凉血散瘀祛风尤胜。三者并用，有助于令发不落。今人有用鲜侧柏叶泡于60％的酒精中，以涂擦斑秃处，有治疗和预防作用。以上两方亦均为慈禧、光绪所用。

8. 治发落再生方

【组成】 合欢木灰二合　墙衣五合　铁精一合　水萍末二合

【制法】 研匀，用桂花油调涂，一夜一次。

【功用】 解郁生发。

【主治】 头发脱落。

【按语】 方中合欢木安神解郁、活血，成灰后其效如何，不得而知。水萍即浮萍，《名医别录》载"以沐浴生毛发。"

9. 治发稿不泽方

【组成】 桑根白皮　柏叶各一斤

【制法】 煎汁，沐之即润。

【功用】 祛风凉血利湿。

【主治】 发稿不泽。

【按语】 桑根白皮，原为泻肺平喘、利水消肿之药。侧柏叶凉血止血、祛风除湿，今人以其鲜者浸于60％的酒精中，七天后涂患处，治斑秃有效。二药合用，治发稿不泽，或可有助。

10. 黑豆染发方*

【组成】 黑大豆

【制法】 醋煮去豆，煎稠染发。

【功用】 活血利水，解毒祛风。

【主治】 染发。

【按语】 研究证明，黑豆中含有大豆黄酮和染料木素，均有雌激素样作用。古人认为，此药有活血利水、解毒祛风之功。慈禧用此染发，效果如何，未见医案记载。

（四）散香方

1. 避暑香珠

【组成】 香薷一两　甘菊二两　黄柏五钱　黄连五钱　连翘一两　蔓荆子一两　香白芷五钱

【制法】 水四十汤碗，慢火熬，候将干，用绢搅汁，听用。

透明朱砂末五钱　透明雄黄末五钱　白及末五钱　白檀香末一两　花蕊石末一两　川芎末一两　寒水石末一两　梅花片一两　苏合油一钱　水安息一钱　香白芷末二钱　玫瑰花瓣末一两

以上共为细末，入前药汁内搅匀，作扣大串成，盛暑时常带在身上，能避暑并时行山岚瘴气，倘药汁不足，加鸡蛋清。

【功用】 芳香辟秽，醒脾清暑。

【主治】 暑邪及山岚瘴气侵袭。

【按语】 此方剂型别具风格，简便实用，宜推而广之。雍正医案载有此方。

2. 清静香

【组成】 白檀香八两　沉香八两　安息香一两　乳香一两　广木香一两　龙涎香五钱　兰子一两　排草四两　丁香一两　苏合油四两　黄连六两　唵叭香五钱　冰片二钱　麝香五分　炭末二两　蜜四两　红枣肉泥六两

238

【制法】 上为细末，先将苏合香油、乳香同蜜熬化，渐下药末，作为小丸。

【功用】 芳香辟秽，醒脾通经。

【主治】 心腹腰肾作痛。

【按语】 本方合众香于一炉，重用白檀香、沉香，功能除恶气，止吐逆，开胃醒脾，用于治心腹腰肾作痛。

3. 辟秽香

【组成】 川大黄（生）四两　荆穗四两　红枣（去核）一斤

【制法】 共合捣烂为丸，重二钱，陆续熏用。

【功用】 疏风解毒辟秽。

【主治】 秽毒瘴气侵袭。

【按语】 其时患者出天花，用此药熏室。这是一种较好的空气消毒，预防感染之法。

《 十八、其他外治方 》

1. 摩腰止痛和络方

【组成】 生香附三钱　全当归三钱　元红花一钱　晚蚕沙一钱五分　桑寄生三钱　香独活一钱五分　威灵仙一钱五分　宣木瓜一钱五分　雄黄二分　麝香一分

【制法】 上药研为细末，用煮熟白蜜酌调为丸，丸如桂圆大，用时以绍酒化开，烘热勿凉，蘸于手掌，摩擦腰部痛处为度。

【功用】 补肝肾，祛风湿，活血通络止痛。

【主治】 腰胯酸痛。

【按语】 此方用于治光绪腰胯酸痛等症。此种剂型用法，颇有特色。

2. 癣药方（一）

【组成】 红枣肉二两　核桃肉二两　大风子肉一两　水银二两

【制法】 共合一处，捣烂成泥，用白布包裹，用微火烤擦患处。

【功用】 散风止痒，杀虫解毒。

【主治】 皮癣。

【按语】 皮肤癣疾多因风毒邪热客于皮肤之间，以致遍身走散，痛痒不止，或疾如隐疹，或形如圆钱。此药能散风止痒，却虫消毒，不论干癣、湿癣、苔癣、风癣，凡经年不愈者，皆可以此药治之。先用手搔患处，后以药搽上，每日三四次。此方见于雍正医案。本方以大风子、水银为主药，《本草纲目》载：大风子"主风癣疥癫，杨梅诸疮，攻毒杀虫"；《本草蒙筌》载：水银"和大风子研末，则杀疮虫"。然两药皆有大毒，用之必须十分谨慎。

239

3. 癣药方（二）

【组成】 生柏油四钱　白蜡二两

【制法】 将柏油熬滚，白蜡化开。

【功用】 凉血止痒。

【主治】 治多年顽癣。

【按语】 现代研究证明侧柏叶水煎剂对多种细菌有抑制作用，对真菌病也有一定的疗效。

4. 百部涂方*

【组成】 百部三钱

【制法】 以热白酒一两五钱淬，蘸酒涂之。

【功用】 解毒杀虫。

【主治】 胸部皮肤起红疙瘩，不甚痛痒。

【按语】 百部为治痨止嗽要药，用于荨麻疹、皮炎、疥癣效果亦好。实验表明百部对结核杆菌、金黄色葡萄球菌、肺炎双球菌等有抑制作用。对某些皮肤真菌及蛲虫、虱子也有杀灭作用。《疡医大全》治牛皮癣名方百部膏，即用之为主药。蘸酒涂擦是借酒力扩张局部毛细血管，使药力易于透达。光绪此病是胸间起红疙瘩，良由热郁引起，御医任锡庚精于外科，故一方面用百部淬酒外涂，一方面作紫金锭醋研外涂，紫金锭可疗疮肿，解诸毒，醋研更易消肿散结。此种治法安全有效。

5. 山栀外敷药方

【组成】 山栀一两

【制法】 用白面、白酒和匀，做饼，贴上。

【功用】 清热泻火，凉血解毒。

【主治】 跌打损伤，皮肤青肿等症。

【按语】 栀子苦寒，功能清热泻火，凉血解毒，前人谓能泻三焦火，放凉膈散、黄连解毒汤、栀子大黄汤均用之。外用可治跌打损伤，有消肿止痛之效。栀子研末，与面粉、酒和匀调敷，是民间常用的"吊筋药"，功能活络消肿舒筋，适用于跌扑损伤及皮肤青肿等症，而以治四肢扭伤为优。光绪用此方外

240

敷，可见当时宫廷御医不仅善于吸取古方成方，也注意搜求民间效方验方，以备医事。

6. 蒸脐祛病方

【组成】 夜明砂一两　两头尖五钱　人参三钱　白茯苓三钱　莲须三钱　川附子三钱　川椒三钱　沉香一钱　丁香一钱　麝香二钱（另包，蒸脐用）　秋石五钱（另包，临时用四分，拌入群药内用）　槐钱十三枚

【制法】 用此药贴脐，烤热鞋底熨之。

【功用】 益气健脾，温阳散寒，通络祛风。

【主治】 风痫，撮口脐风，或常出黄水等诸般脐症。又可用于中老年保健和多种虚证、寒证的防治。

【按语】 考《医学入门》有"炼脐法"，《针灸大成》有"蒸脐治病法"，《明医选要济世奇方》有"灸脐固基法"，所用药物与本方不尽相同，其功效、应用则有相似之处。

7. 治疟疾外敷偏方

【组成】 火药七分　硫磺七分　白胡椒五分

【制法】 共研极细末，用陈醋和匀成饼，敷于肚脐当中，外用暖脐膏盖贴，务须过三四次方可用之，早恐变症。

241

【功用】 温阳截疟。

【主治】 疟疾。

【按语】 用火药（内含硝石）、硫磺治疗疟疾，方书不见记载。拟此方之张仲元在太医院任职甚久，由医士晋升为院使，学验俱富，所拟之方，当有根据。考硫磺，主要成份为硫，其次尚有少量砷，而砷剂古方中常用于治疟，或者与之有关。另外全方偏温，敷于脐中，又用暖脐膏盖贴，估计大约此为疟疾病深，证属阴寒者设，用此温阳之剂，鼓舞阳气，战而胜邪，故不可早用，以防疟疾初起，实证用阳药，而生他变。《丹方精华》有疟疾膏治一切恶疟，用巴豆、白胡椒、草果为膏，贴脊骨第三节处，用意与此相仿，惟此方不用截疟之品。外贴治疟，其效如何，尚待进一步验证。

8. 避瘟丹（一）

【组成】 生甘草　南苍术　北细辛　黄乳香各一两

【制法】 共为细末，加红枣肉半斤，为圆饼，如桂圆大。放炭火上取烟熏之，可保三日无灾，一家免难，入夏加干石膏一两，入冬加朱砂五分，春秋不加。

【功用】 解毒除湿，芳香辟秽。

【主治】 避瘟疫邪毒。

【按语】 此丹药味寻常，何以功效立见。要妙恐在于放置炭火上取烟熏之。盖细辛、乳香皆富含挥发油，有解毒消肿镇静之功，此药熏烟，配上生甘草解毒，苍术除湿，则瘟疫邪毒可止。从用方说明中可以看出清宫对于瘟疫已采取了积极的预防措施。

9. 避瘟丹（二）

【组成】 大黄八两　苍术八两　白芷六两　山柰二两

【制法】 共研细末，水泛如丸。以此焚烧。

【功用】 芳香解毒辟秽。

【主治】 四时不正之气，瘟疫流行，宜常焚烧，不致传染。并用于居室消毒。

10. 平安丹

【组成】 云香末一斤　檀香末八两　沉香末一两　南苍术末二斤

【制法】 共研细末。用药面烧熏。

【功用】 芳香除湿，解毒辟秽。

【主治】 四时不正之气，或阴雾瘴气、潮湿地气及痘疹之人周身瘙痒，毒恶之气。

11. 逼虫香

【组成】 茅香一两五钱　细辛一两五钱　零陵香一钱三分　山柰一两　川椒二两五钱　藿香一钱六分　千金草三钱六分　莪术一两七钱三分

【制法】 共研成粗末，焚烧烟熏。

【功用】 芳香辟秽。

【主治】 四时不正之气，瘟疫流行，宜常烧此香，则不致传染。并用于居室消毒。

【按语】 以上四方，均为中药烟熏剂，多用芳香辟秽之品，乃空气消毒，预防瘟疫流行之良法。

12. 紫金锭蝎尾敷方*

【组成与制法】 紫金锭醋研浓，加入蝎尾细面五厘，临时和匀。

【功用】 解毒散结。

【主治】 疮疡肿毒。

【按语】 此方为御医任锡庚为光绪所拟。蝎尾可熄风止痉，定风镇痛。外用又可散结解毒，以疗疮肿。据现代药理研究，全蝎内含蝎毒素，与蛇毒中的神经毒相类似，其散结解毒作用，可能与之有关，太医用之或取其以毒攻毒之意。

13. 万应锭涂药方

【组成】 万应锭十粒

【制法】 捣碎，米醋一两泡透，蘸清涂于肿处。

243

【功用】 清热解毒，消肿散结。

【主治】 疮肿。

【按语】 此方为光绪年间太医任锡庚为治光绪心胸间红疙瘩而设，大要无外清热解毒，消肿散结，其作用机理与万应锭同。用米醋浸泡，可使药中生物碱等有效成分易于溶出，而更好地发挥作用。

14. 胡盐方

【组成】 菊花一两 石斛一两 石膏一两 山楂一两 知母五钱 酒柏五钱 青盐三钱 菖蒲五钱

【制法】 共煎浓汁，炒食盐一斤，以干为度。

【功用】 清胃泻火，消肿止痛，固齿。

【主治】 牙龈浮肿或流血，牙齿松动。

【按语】 此方用石膏、黄柏、知母、青盐等解毒泻火；石斛清凉滋阴；菖蒲、山楂活血止血，合用治胃热阴虚牙龈肿痛，并可望收固齿之效。

15. 牙痛药捻

【组成】 珍珠　儿茶　琥珀　龙骨　乳香　没药　冰片　硼砂　牛黄　明雄黄　石膏各等份

【制法】 上为细末，面打糊合一处作捻，塞牙缝内。

【功用】 清热解毒，活络止痛，止脓生肌。

【主治】 牙龈腐烂，骨槽风，多骨疽等症。

【按语】 方中解毒活络之药较多，又有珍珠、琥珀解毒敛疮生肌，故可治牙龈腐烂，骨槽风，多骨疽等症。原方中提出，忌鸡、鱼、猪肉、烟、椒、酒、甜等物，供参考。

[附]

《 一、主要参考书目 》

1.《清宫医案研究》
中医古籍出版社，1990年5月第1版

2.《慈禧光绪医方选议》
中华书局，1981年11月第1版

3.《清太医院配方》
河北人民出版社，1959年11月第1版

4.《太医院秘藏膏丹丸散方剂》
中国中医药出版社，1992年7月第1版

5.《清太医院秘录医方配本》
天津科学技术出版社，1994年3月第1版

以上五书分别简作：医案、选议、配方、方剂、配本。

245

方名	医案	选议	配方	方剂	配本	备注
一、外用散剂方						
（一）口齿咽喉用散方						
1. 辰砂元散	65					
2. 点牙药方		38				
3. 牙疼药					172	
4. 搽牙散	78					
5. 搽牙散			144（一）			
6. 清胃搽牙散			89			
7. 搽牙二黄散			143			

248

249

方名	医案	选议	配方	方剂	配本	备注
39. 生肌珍珠散				92 144		两方同
40. 珍珠散（一）			96			
41. 珍珠散（二）			108			
42. 珍珠散（三）					189	
43. 八宝珠子散				77		
44. 白玉散			105			
45. 渗湿膏	435-1					
46. 藜芦散	435-2					
47. 化毒散	585					
48. 赛金化毒散			150		159	两方有小异
49. 加减赛金化毒散	1360-2					
50. 化腐灵应散	1362-1					
51. 清毒止血散	1368					
52. 紫金化毒散			263			
53. 类圣散				145		
54. 散火止痛敷药方				130		
55. 烫火药			99-3			
56. 神效汤火药				197		
57. 保生救苦散				159		
58. 外敷麻药					215	

（四）治外伤散方

1. 刀疮药			143			
2. 止血散			160			
3. 铁扇散			82			
4. 金疮铁扇散					214	
5. 跌打损伤神效方			93			
6. 五虎丹			151			
7. 万应麻黄散			61	204 210		3方相同

253

方名	医案	选议	配方	方剂	配本	备注
30. 暖脐膏					218	
31. 封脐暖肚膏			248		89	药味小异
32. 益寿比天膏（二）			215			
33. 神效龟龄益寿膏				153		
34. 固本膏					220	
35. 毓麟固本膏		184	200			
36. 二龙膏			238			
37. 神效白鱼膏			105-3			
38. 鲫鱼膏					200	
39. 灵异膏			108-1			
40. 千金保胎膏			116			
41. 阿魏化痞膏			163			
42. 参桂鹿茸膏			195-1			
43. 延年涌泉膏			195-2			
44. 涌泉膏					219	
45. 神仙金不换膏			100-3	19	199	核对药味
46. 生肌膏（一）			105-2			
47. 生肌膏（二）					219	
48. 万应膏（一）			21			
49. 万应膏（二）					198	
50. 红玉膏				58	203	
51. 墨玉膏					205	
52. 神效硇砂膏					201	
53. 硇砂膏		94-2				
54. 虾蟆膏					215	
55. 神应膏（一）				20		
56. 神应膏（二）					220	
57. 乾坤一气膏				152		
58. 黄龙膏					200	

254

四、敷贴方

(一) 面风敷贴方

255

258

259

260

方名	医案	选议	配方	方剂	配本	备注
25. 三香爐药方*	1328					
26. 二乌熨药方*	140					
27. 补骨二乌熨药*	240					
28. 木香饼熨方	832					
29. 木香生地饼方	1325					
30. 舒筋活血定痛熨方	361					
31. 舒筋愈风散	568 668					
32. 舒风渗湿散	580					
33. 鸡子药熨方*	1009					
34. 羌防熨洗方*	1338					
35. 透骨归香熨洗方*	1362-2					
36. 归膝二防熨洗方*	1382					
37. 散湿爐药方	1420-2					
38. 祛风化湿拈痛爐药方	1423					
39. 治腰痛熨方	1636-1	288				
40. 推熨方	1637-2					
41. 糯米黑豆熨方*	1637-3					
42. 腰痛外治方	1643					
43. 通气活络止痛熨药方	1826					
44. 爐熨方	1969					
45. 熨治面风方（一）		41				
46. 熨治面风方（二）		42-1				
47. 祛风活络熨方		42-2				
48. 瓜蒌大麦饼		43-1				
49. 爐洗方		93-2				
50. 爐药方		96-2				

262

263

264

265

方名	医案	选议	配方	方剂	配本	备注
3. 三黄宝蜡丸（二）			87			
4. 三黄宝蜡丸（三）					185	
5. 救苦还魂丹			8			
6. 卧龙丹			10			
7. 黎洞丸			88	17	185	3方药味有小异
8. 万病回春丹			159			
9. 灵宝如意丹（一）			251			
10. 灵宝如意丹（二）					191	较（一）少4味药
11. 五食白花丸				118		
12. 梅花点舌丹			125			
13. 疥疮合掌丸					190	

十二、外用锭剂

方名	医案	选议	配方	方剂	配本	备注
1. 赤金锭	136	60	189			前方银朱余4味相同后2方黄丹
2. 清鱼锭	169	127				2方药味相同
3. 拔毒锭	170	115	205			
4. 坎宫锭	171	100	148	183		P100方少冰片余3方药味同
5. 离宫锭（一）	172	148	183			3方药味同
6. 离宫锭（二）	100					较（一）各有2味不同
7. 白锭子	176-1	148				2方相同
8. 蟾酥锭	176-2	99	84	183		4方有小异

269

270

271

《二、方名索引》

272

273

274

275

276

十 画

278

279

281

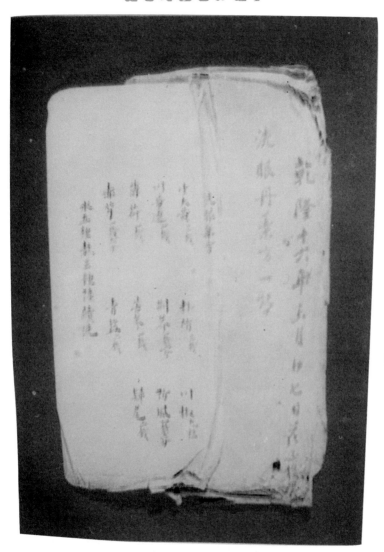

图 1　乾隆十六年御用洗眼丹医方

1

图 2　光绪御用刷牙散、口齿消毒散及擦牙散医方

2

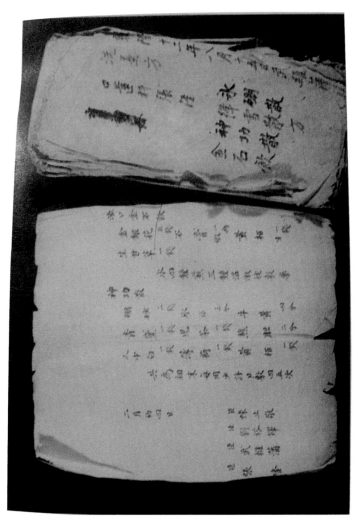

图 3　乾隆朝御医陈止敬、刘裕铎及武维藩等为乾隆皇帝所开处方外治口齿病

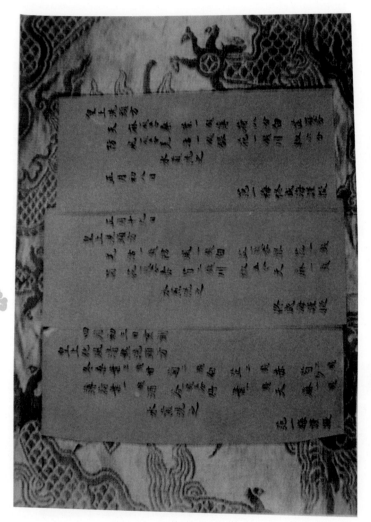

图 4　光绪朝御医范一梅、佟成海为光绪皇帝所开处方外治头痛病